打開中醫&催眠的療癒之門

搶占「斜槓人生」第一排

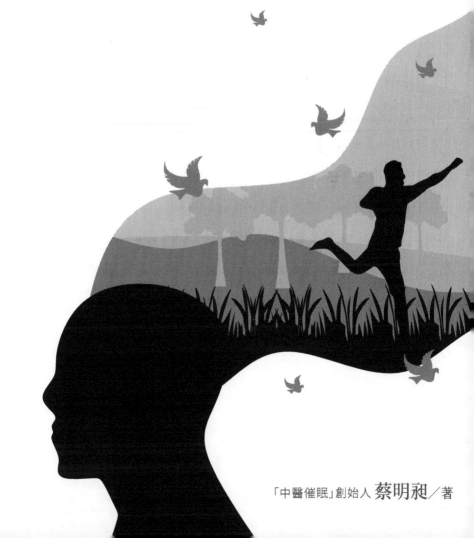

「中醫催眠」創始人 蔡明昶／著

推薦序一

在這個現代社會中，我們每天都在面對各種壓力和挑戰，身心靈的健康和平衡變得尤爲重要。

中醫學和催眠療法是兩個源遠流長的療法體系，它們各自擁有獨特的理論基礎和治療方法，但卻有著共通之處，都致力於幫助人們達到身心靈的平衡和健康。

這本書的作者將這兩個看似不相關的領域結合在一起，帶給讀者一場關於身心靈整合的啟發之旅。

中醫學作爲中國傳統醫學的重要組成部分，注重整體觀念和平衡觀念，強調人體與自然環境之間的相互關係。

中醫師通過辨證論治的方法，綜合運用針灸、中藥、推拿等治療手段，調理人體的氣血津液，達到治療疾病和強身健體的目的。催眠療法則是一種通過誘導意識改變、深度放鬆和建立正面建議的方法，幫助人們克服壓力、焦慮、恐懼等心理問題，達到身心靈的平衡和健康。

這本書的作者將中醫學和催眠療法進行了巧妙的整合，通過深入淺出的文字和豐富的案例分析，向讀者介紹了中醫與催眠的原理、應用和效果。從中醫學的五行學說到催眠療法的深度放鬆技巧，從中醫的經絡理論到

催眠的潛意識開發，讀者將獲得全面而深入的知識幫助他們更好地理解和應用這兩種療法，實現身心靈的平衡和健康。

這本書不僅是一本關於中醫和健康、催眠的專業指南，更是一本關於自我探索與成長的啓發之書。通過學習中醫與催眠的知識和技巧，讀者將能夠更好地認識自己的身心狀態，找到解決問題的方法，提升生活品質，實現個人成長和發展。我誠摯地推薦這本書，相信它將爲您帶來全新的視野和啓發，幫助您走上身心靈整合之路。

在這個充滿挑戰和機遇的時代，我們需要更多的身心靈整合的智慧和方法，來應對各種困難和挑戰。這本書將爲您打開一扇通往身心靈平衡和健康的大門，帶給您無盡的希望和可能性。讓我們一起走上這段奇妙的旅程，探索身心靈整合的奧祕，實現更美好的人生。

啓發心靈顧問有限公司負責人
陳榮昌（教授）

推薦序二

　　明昶是我大學同學，多年不見，他已經從藥學專業多了臨床催眠治療師、傳統整復員的專業，也取得相關證照，開啟斜槓人生；而今更將多年在催眠經驗與中醫結合，並有系統整理成書，光光看書名就很吸引人一探究竟，尤其對所謂「替代治療」及「心靈療癒」有些興趣的讀者，應更具吸引力，也在諸多壓力的現代生活中或有疏通及緩解之道。另外也提及一些超自然或有些「玄」的領域，解釋了如觀落陰及元辰宮等，也滿足讀者對於這些「玄妙」的超自然領域的好奇心及理解。

　　書中章節始於中醫理論，簡單介紹包含陰陽五行臟象等學說，加入催眠的步驟及流程與準備工作，而後將二者結合之科學中醫與催眠之身心靈調理，與催眠療法、音樂療法、氣功療法及芳香療法等結合應用，有其一套有系統之理論及應用流程與範例，儼然催眠入門之指引。尤其針對催眠之準備及步驟、催眠的設計、注意事項及突發狀況處理等，都一一描述；書中也提供催眠師引導話術範例，而且針對何謂催眠也有解釋，這讓平時在大眾媒體及電影等看到的催眠情節有很大差異，當然對催眠印象也有很大改觀，而提到正面意念，似乎也與《祕

密》書中談及的正向想法及自我暗示相符合。

　　在生活及各方壓力遽增的社會，大家重視身心靈平衡，各種舒壓及理療方式十分盛行，尤其在忙碌生活及工作壓力下，更需心靈沉靜及調理，本書或可做爲讀者「練功」之指導，亦可作爲身心靈相關產業之參考，值得一讀。

中國醫藥大學藥用化妝品學系

教授兼系主任

江秀梅

推薦序三

　　中醫是經驗科學，老祖宗歷經數千年傳承下來的智慧累積，講究的是陰陽調和、金木水火土五行相互平衡，在體質上說的是寒涼溫熱，施以用藥講究的是君臣佐使，以有補不足，相信以中醫藥長久的驗證科學傳承下，對於人類的潛意識用中醫的方法誘導催眠來做為另類的治療手段應該也是一條另類思考的方式。

中國醫藥大學藥學系畢業
阿里山文山賓館 總經理
廖景泰

目錄

目錄

前言

預防疾病的重中之重　身心靈養生

隨著醫學的進步，平均餘命的提升，現代人不僅要求壽命的延伸，更冀望能活得健康！因此預防醫學有越來越受到重視的趨勢。

預防醫學的重要性在於它能夠幫助我們了解個人的健康狀況、提前規劃個人化和精準的健康管理，改善生活習慣，以避免疾病的發生，提高生活品質，並減少醫療成本，它強調「預防勝於治療」。

但現代科學發現：長期生活在工作條件缺乏、社會環境嚴苛、及人際關係的壓力下，許多身心症候群紛紛出現，其中包含焦慮、抑鬱、失眠、嚴重的，甚至會有知覺失調、自律神經失調等疾病產生。

也因此，「全面性真健康」（Holistic Health）的概念便逐漸成為現代人追求的目標，擁有身體、心理、以及精神層面的全面健康才是真健康。

而這個趨勢，勢必將成為未來引領健康市場的主流。

自序

站在身心靈產業的第一排

　　現在的醫療體系以西方醫學當家作主，這與我們的教育體系有關，因為沒有人從小學甲乙丙丁天干或木火土金水五行這些玩意兒，而且為了要與全世界先進科技接軌，當然就要學習共通的科學語言囉！

　　然而，不論是中西醫學、科學玄學，其實都早就認定負面情緒會對健康造成很大的影響及傷害，卻又苦於未知太多、著力點太少，缺少整合性的系統療法，常常會陷入頭痛醫頭、腳痛醫腳、左支右絀的窘境。

　　畢業於醫學院藥學系的我，因緣際會的又進修學了中醫、心理學、臨床催眠，在自我追逐全面健康及協助周遭親友的同時，竟意外地發現中醫與催眠這兩種聽起來是天差地遠、完全不相關的東西方醫學，其實，是一種非常奇妙的組合唷！

　　中醫療法注重平衡，包含身體的氣血、陰陽，透過用藥、經絡、氣功等方式治療疾病或改善身體健康；而**催眠療**法可以透過溝通及互動，改善心理狀態，有助於避免身體產生疾病或協助讓病體恢復健康。我們非常雀躍地發現，這種綜合性療法，才是能全面並有效性的促

進「眞健康」。

　　現在，就讓我邀請您掌握趨勢、一起踏入這個領域，貢獻您的專長，一起爲全面性的眞健康而努力前進吧！

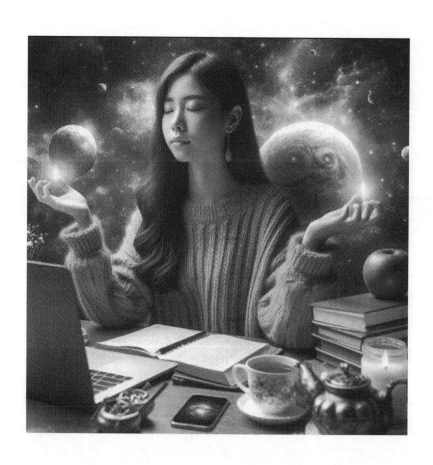

基礎觀念篇

第一章

不得不看的中醫概論（精簡再精簡）

中醫的起源和發展是一個悠久且複雜的歷史過程，但我們卻不需要把這些都背下來，背下這些資料也並不會讓我們變健康！但了解一些簡單的背景，可以讓我們對中醫理論先有一些概念。

1-1 中醫起源

中醫學起源於先秦時期，其理論體系主要在戰國到秦漢時期形成。這一體系是在中國古代哲學思想的影響下，通過長期的醫療保健經驗積累和理論總結而形成的。中醫的基礎理論包括陰陽五行學說、藏象學說、氣血精津液神學說等，這些理論全面系統地闡述了人體的生理、病理現象，並用於指導臨床診療活動。

中醫的起源可以追溯到原始社會，當時人們通過觀察自然界的現象來解釋和治療疾病。春秋戰國時期，中醫理論已經基本形成，出現了解剖和醫學分科，並採用了「四診」（望、聞、問、切）的診斷方法。治療方法

包括用藥、針刺、艾灸、導引、布氣、祝由等。

中醫理論的核心是天人合一的整體觀和辨證論治的方法。天人合一的觀念認為人體與自然界是一個整體，人體的健康狀態與自然環境密切相關。辨證論治則是根據病人的具體病情，通過辨別病因、病性、病位等，來制定個別化的治療方案。

隨著時間的推移，中醫學不斷吸收和融合新的知識，並與其他文化和醫學體系交流，形成了豐富多樣的治療方法和藥物應用。今天，中醫學仍然是中國乃至全球許多地區治療疾病的重要手段之一，並且隨著科學研究的深入，越來越多的中醫理論和方法得到了現代科學的認可和應用。

1-2 陰陽學說

陰陽學說是中國古代的一種哲學思想，它認為宇宙間的所有事物都具備陰陽兩個既對立又統一的方面。這個概念最初源於《易經》，代表兩種相反但又相互依賴的力量，有陽就一定有陰、有陰就一定有陽。最初的概念是用來區分及形容晴朗和陰暗的天氣、向陽和背光的位置、溫暖炎熱和涼爽寒冷的氣候……等。後來，陰陽這個概念不斷地衍生，不僅用於描述自然界的現象，也

被應用於醫學、天文學、曆法學等多個領域。

陰陽學說的基本原則包括：

對立性：陰陽是相互對立的，如日與夜、冷與熱。

相依性：陰陽雖對立，但不能獨立存在，它們相互
依賴。

相生性：陰陽相互促進，一方的變化會帶動另一方
的變化。

消長性：陰陽之間的力量會相互消長，保持動態平
衡。

在中醫學中，陰陽學說用來解釋人體的生理和病理
現象，指導臨床診斷和治療。例如，人體的不同器官和
功能被分為陰性和陽性，以達到身體的平衡和健康。

更詳細的白話補充，請見〈第五章〉。

1-3 五行學說

五行學說是中國古代的一種哲學思想，它將宇宙萬
物分為五種基本元素：木、火、土、金、水。這些元素
不僅代表物質，也象徵著不同的能量和特性，這些元素
相互之間存在著生剋關係，即一種元素可以促進另一種

元素的生成（相生），也可以克制另一種元素的作用（相
剋）。五行學說認爲，自然界和人體的各種現象都可以
通過這五種元素及其相生相剋的關係來相互作用，從而
維持著自然界和人類社會的平衡與和諧。

　　五行相生的關係是：木生火、火生土、土生金、金
生水、水生木。
　　木生火：木能夠助長火勢。
　　火生土：火燒後留下的灰燼可以成爲土的一部分。
　　土生金：金屬礦物從土中提煉出來。
　　金生水：金屬容器可以用來盛裝水。
　　水生木：水是植物生長的必要條件。

　　而五行相剋的關係則是：木剋土、土剋水、水剋火、
火剋金、金剋木。
　　木剋土：樹木的根可以穿透土壤。
　　土剋水：堤壩等土質結構可以阻擋水流。
　　水剋火：水可以撲滅火焰。
　　火剋金：高溫的火可以熔化金屬。
　　金剋木：金屬工具可以砍伐樹木。

　　五行學說不僅用於解釋自然現象，也與其他文化概
念相結合：如與陰陽學說相結合，用以解釋事物的動態

平衡和變化；在中醫學中，五行與陰陽被用於指導診斷和治療；其他還被應用於風水、占卜等領域，形成一套獨特的理論體系。

以命理領域舉例來說，通過分析一個人的生辰八字（出生年月日時的天干地支組合），可以推斷其性格、健康、財運等各方面的情況。例如，某人的八字中木的元素過多，可能意味著他們在生活中具有創造力和領導力，但也可能因為木剋土而導致過於固執或對他人過於控制。

這些例子反映了古代人如何透過其期觀察自然現象，並將這些觀察應用於解釋人體各項生理反應、指導如何治療疾病、及如何應天而生、順天而活。

更詳細的白話補充，請見〈第五章〉。

1-4 藏（臟）象學說

藏象學說是中醫學中關於人體臟器與陰陽五行相對應的理論。它認為人體的五臟六腑不僅有其物理實體，還與人體的生理、病理現象有著內在的聯繫。這一學說將臟腑的功能與五行（木、火、土、金、水）相關聯，並用五行的生克關係來解釋臟腑間的相互作用和影響。

五臟對應五行如下：

心對應火：主血脈，主神志。

肝對應木：主疏泄，藏血。

脾對應土：主運化，統血。

肺對應金：主氣，主宣發肅降。

腎對應水：藏精，主生長發育與生殖。

六腑則包括膽、胃、小腸、大腸、膀胱、三焦，主要負責食物的消化、吸收和排泄等功能。

藏象學說強調臟腑之間的相互聯繫和影響，並應用來治療人體的健康問題。譬如某個臟器如果出現問題，則可能推論是因為相對應的五行元素失衡。舉例，如果肝臟（木）功能過強，可能會影響脾臟（土），因為木剋土。因此中醫師在施以治療時，會嘗試通過以藥物、針灸、指壓按摩等調和五行之間關係的方法，來恢復身體的平衡與健康。

這一學說是中醫理論系統中非常重要的一部分，對於理解中醫的診斷和治療方法有著基礎性的作用。

1-5 經絡學說

經絡學說是中醫學的一個重要組成部分，它研究人

體的經絡系統，包括經絡的生理功能、病理變化以及與
臟腑的相互關係。經絡被視為氣血運行的通道，是連接
內臟與身體其他部位的網絡。這一學說與陰陽、五行等
中醫基礎理論密切相關，並在針灸、推拿、氣功等治療
方法中發揮著關鍵作用。

　　經絡系統主要包括十二正經、奇經八脈、十二經別、
十五絡脈、十二經筋和皮部等組成部分。其中，十二正
經對應人體的十二個主要臟腑，負責運行氣血和維持身
體的基本活動。奇經八脈則有特殊的生理功能，如調節
氣血、影響生殖系統等。經別、絡脈、經筋和皮部則與
身體的局部區域和表面相關，參與調節局部氣血和抵抗
外邪。

　　經絡學說認為，經絡不僅在身體內部運行，還與自
然界的變化相呼應，反映了人體與自然環境的密切關係。
在臨床應用中，通過刺激特定的穴位，可以調節經絡氣
血，從而達到治療疾病的目的。

1-6 精氣神、血、津液學說

　　精氣神學說是中醫學中的一個非常重要的概念，這
一學說認為：精、氣、神是構成人體和維持生命活動的
三個基本要素。

精：通常被視爲生命活動的物質基礎，是構成人體
　　的基本元素。
氣：被認爲是維持生命活動的動力，是一種無形的
　　能量，負責推動和調節人體內的各種功能和活
　　動。
神：指的是人的精神和意識，是生命活動的統籌者
　　和指揮者，涉及思想、情感、意志等非物質層
　　面。

　　在道教和中醫認爲，這三寶被認爲是相互依存、相
互轉化的。保養精氣神被視爲養生和修煉的重要途徑。
例如，通過調整呼吸、飲食、睡眠和情緒等方式來培養
氣，進而影響精和神的狀態。在當代，人們仍然可以通
過練習太極、氣功等傳統養生方法來實踐身心一致和全
面平衡的精氣神的理念。

　　至於「血」和「津液」，被認爲是維持人體健康和
生命活動的基本物質。血在中醫中被視爲滋養和淨化身
體的重要元素。它不僅供應身體組織的營養和氧氣，還
負責攜帶養分、代謝廢物，並保護身體。津液則是指身
體內的所有正常水液，包括唾液、汗液、胃液等。津液
的主要功能是滋潤和濡養身體組織，調節體溫，並參與
代謝過程。

　　簡單來說，血和津液在在體內的分布和代謝，對於

　　保持身體的平衡和健康狀態是非常重要且不可或缺的。
如果血或津液出現不足或失衡，則可能會導致各種健康
問題。

第二章

翻譯成白話的生活中醫（白話再白話）

2-1 **診斷：四診**

中醫的四診八綱是傳統中醫診斷疾病的基本方法。四診指的是望、聞、問、切，即通過觀察病人的外觀、聽病人的聲音、嗅病人的氣味、詢問病人的病史和感受、以及觸摸病人的脈搏來診斷病情。

簡單來說：
1. 望診：觀察患者的面色、舌苔、身形、皮膚等外觀特徵。
2. 聞診：耳聽患者講話的語調、呼吸、咳嗽等聲音，以及鼻嗅病人或患部的體味。
3. 問診：詢問患者求診的主訴求、病史、生活習慣等。
4. 切診：通過觸摸患者的脈搏來了解病情。

2-2 辨症：八綱

　　至於八綱則是指陰陽、表裡、寒熱、虛實這四對相對的性質，根據病位的深淺、病邪的性質、人體正氣的強弱等多方面情況，用於對病情進行初步的分析、並將病情分類及歸納：

　　1.表裡：病變部位的深淺，表為體表，裡為內臟。

　　2.寒熱：疾病的性質，寒為陰冷，熱為陽熱。

　　3.虛實：反映正邪的盛衰，虛為不足，實為盛實。

　　4.陰陽：總括其他六綱，陰為冷靜、陽則代表活躍。

　　這些診斷方法和原則，都能幫助中醫師對病情進行全面的理解和分析，從而制定出合適的治療方案。

2-3 外病因：六淫（外邪）

　　在中醫學中，「六淫」指的是風、寒、暑、濕、燥、火這六種自然氣候因素，這些因素在正常條件下對人體是無害的，但當它們過度或不適時出現，就可能成為致病的外邪：

　　1.風：春天的主氣，易傷人上部，如頭痛、鼻塞等。

　　2.寒：冬天的主氣，傷人體陽氣，如手腳冰冷、腹痛等。

3.暑：夏天的主氣，性熱，可引起中暑、煩躁等症狀。

4.濕：夏秋之際，易導致身體感覺重、頭暈等。

5.燥：秋天的主氣，可引起咳嗽、皮膚乾燥等。

6.火（熱）：與心有關，可引起發熱、口渴等症狀。

　　中醫通過了解「六淫」的特性和，辨識出這些外邪對人體的影響可能導致的症狀，有助於進行疾病的診斷和治療。（例如，風邪可能導致感冒，寒邪可能引起關節疼痛，暑邪中暑等。）

2-4 內病因：七情（與身心靈產業有著最直接的關係）

　　「七情」指的是人類情緒變化的七種基本形式，它們分別是：怒、喜、憂、思、悲、恐、驚。這些情緒與人體的五臟（肝、心、脾、肺、腎）有著密切的關聯。中醫認為，情緒的正常波動是人對外界事物反應的一部分，通常不會導致疾病。然而，當情緒過於強烈或持續時間過長，超出了人體的正常調節能力，就可能導致氣血失調，進而影響臟腑功能，引發疾病。

　　每種情緒都與特定的臟腑相關聯：

1. 怒：與肝相關，過度的怒氣會導致肝氣上逆，影響
   肝的疏泄功能。
2. 喜：與心相關，過度的喜悅可能導致心氣不足，影
   響血液循環。
3. 憂、思：與脾相關，過度的思慮會導致脾氣鬱結，
   影響消化系統。
4. 悲：與肺相關，過度的悲傷會耗損肺氣，影響呼吸
   系統。
5. 恐：與腎相關，過度的恐懼會導致腎氣下陷，影響
   生殖系統。
6. 驚：與心腎相關，突然的驚嚇會導致心氣紊亂，影
   響神志。

中醫認為，保持情緒的平衡對健康至關重要。適當
的情緒表達和調節可以促進身心健康，而情緒的極端波
動則可能對健康造成負面影響。

更詳細的白話補充，請見〈第五章〉。

2-5 治療方針：八大治法

中醫的八大治療法是指在辨症論治原則指導下的八
種基本治療方法，它們分別是：

1.汗法：透過發汗來袪除體表的病邪，適用於外感
　　表證等。
2.吐法：使用催吐藥物來誘導病邪或毒物從口吐出。
3.下法：通過大便排出體內的積聚物。
4.和法：調整身體各部機能的不協調，使身體達到
　　平衡。
5.溫法：使用溫熱性質的藥物來袪除寒邪。
6.清法：運用寒涼性質的藥物來解除熱性病。
7.補法：通過補養藥來增強體質和正氣。
8.消法：消除食積、痰凝、血瘀等。

　　這些治療方法體現了中醫治療的整體觀和動態平衡
觀，強調根據個體的具體情況選擇合適的治療方法，以
達到治病求本、防病於未然的目的。

2-6 治療用藥：十八類方劑

　　根據現代方劑學的分類，中藥可以分為以下17種類
型：
1.解表藥：用於治療外感風寒或風熱（如發熱、頭
　　痛、咳嗽等症狀）。
2.清熱藥：用於清除體內的熱毒（如發熱、炎症、感

染等症狀）。

3.化痰止咳平喘藥：用於治療咳嗽、痰多、氣喘等症狀。

4.溫裏藥：用於治療體內寒冷引起的症狀（如腹痛、腹瀉等）。

5.補益藥：用於補益氣血陰陽之不足，全面提升身體健康狀態。

6.和解藥：用於調和身體各系統的功能。

7.理氣藥：用於調理氣機、氣滯、頭痛、胸悶等症狀。

8.理血藥：用於疏通血脈、消散瘀血。

9.祛濕利尿藥：用於利尿、消水腫。

10.祛風濕藥：用於治療風濕病、關節炎等症狀。

11.消食導滯藥：用於治療食積不消、腹脹等症狀。

12.瀉下藥：用於治療便祕或熱毒下注引起的病症。

13.驅蟲藥：用於治療腸道寄生蟲感染。

14.開竅藥：用於治療神志不清、昏迷等症狀。

15.安神藥：用於治療失眠、焦慮等症狀。

16.固澀藥：用於治療汗出過多、腹瀉、尿頻等症狀。

17.外傷止血藥：用於治療各種外傷出血症狀。

這些分類有助於中醫師根據病人的具體症狀和體質，選擇合適的中藥進行治療。更詳細的白話補充，請見〈第五章〉。

第三章

催眠理論及其起源

3-1 催眠的歷史起源

　　催眠的歷史可以追溯到古代文明，當時的祭司和巫師可能已經使用了類似催眠的技術。在18世紀，奧地利醫生弗朗茨・安東・梅斯默提出了動物磁氣流體學說（動物磁力治療），這被認爲是催眠術的科學萌芽階段。他的學說後來被證明是錯誤的，但他的實踐確實對催眠術的發展產生了影響。

　　1841年，英國醫生詹姆斯・布雷德對催眠現象進行了科學的解釋，並創造了「hypnotism」這個詞，這個詞至今仍然被使用。

　　經過近二百年的發展，催眠療法已形成包括弗洛伊德精神分析催眠、艾瑞克森間接暗示催眠等多種流派，如今被廣泛運用於治療各種心理與行爲障礙，如焦慮、抑鬱、創傷後遺症、強迫症等。主要的治療機制是通過暗示激活潛意識心理活動，使之產生正向的生理和心理影響，從而達到矯正病態心理、行爲模式的目的。

3-2 催眠理論（3 種主要治療流派）

催眠是一種特殊的心理狀態，涉及到注意力的集中和外圍意識的降低，從而增強對心理暗示的反應能力，作為一種獨特的意識狀態。根據研究，其背後的生理機制與腦波。

人體的細胞都會有生物能源，而當腦細胞活動的時候，所產生的電氣性擺動，在科學儀器上看起來就像波動一樣，故稱之為腦波（brainwave）。人類每一秒，不論在做什麼，甚至睡覺時，大腦都會不時產生像「電流脈衝」一樣的「腦波」。

腦波依頻率可分為五大類：β波（顯意識14-30HZ）、α波（橋梁意識8-14HZ）、θ波（潛意識4-8Hz）及δ波（無意識4Hz以下）和γ波（專注於某件事30HZ以上）等。這些不同腦波及意識的組合，形成了一個人的內外在的行為、情緒及學習上的表現。根據科學研究，催眠其實就是運用引導術，讓腦波處於可溝通、互動的狀態、以便強化接受心理暗示的效果。

目前主要催眠治療流派介紹如下：

3-2-1弗洛伊德催眠法

其中，奧地利心理學家弗洛伊德可以說是精神分析學的創始人，也是最早將催眠引入心理治療的先驅。弗

洛伊德初期研究即運用催眠治療法，他從恩師夏科特那裡學習催眠誘發法，並採用催眠作為探索無意識的工具。弗洛伊德通過催眠激發病人的回憶與童年經歷，發展出著名的「迴避法」，開創了「精神分析流派」的催眠治療。雖然弗洛伊德後期轉向自由聯想治療，但他通過催眠獲得的洞見奠定了精神分析理論基礎。

此外，由於**弗洛伊德的精神分析催眠法**需要病患能夠回想起童年記憶並進行自我反思，所以嚴重失智或人格崩解的精神病患者並不適合接受這種治療。弗洛伊德的方法較適合用於心源性疾病，對腦部有器質性損傷的病人效果較差。

3-2-2艾瑞克森催眠法

20世紀中葉，美國精神科醫生艾瑞克森將催眠引入心理治療領域，創建出獨特的艾瑞克森催眠法。

與弗洛伊德的催眠法不同，艾瑞克森催眠法強調以病人為中心，根據個人需求量身定制催眠過程。艾瑞克森運用病人的興趣和言語模式進行間接暗示，建立良好的治療聯盟關係。這需要催眠師具備非常高的技巧。艾瑞克森催眠師必須能夠細緻觀察每個病患的興趣、言談模式、生活經歷等，並能即興運用這些信息進行巧妙地間接暗示。

例如針對一個熱愛釣魚的病患，催眠師需要能夠描

述充滿連貫聯想力的魚類故事，通過描繪魚兒的生活、習性等鮮活細節引導病患進入催眠狀態。催眠師需要運用靈活生動的語言，把病患的個人興趣和生活經歷巧妙穿插進催眠誘導過程中。同時，艾瑞克森催眠法中催眠師和病患的良好互動也至關重要。催眠師要能夠建立友善的治療聯盟關係，讓病患在放鬆的同時對治療保持信任與合作。

艾瑞克森催眠法這種高度個人化、充滿想像力的催眠誘導技巧並不容易完全掌握，催眠師本身需要具備運用語言的高度技巧、長期的訓練和實踐，但它也爲每位催眠師提供了充分發揮個人才華的空間。

3-2-3自我催眠法

還有一種流派稱爲**自我催眠法**，強調個體可以通過自身的努力進入催眠狀態。首先，個體需要有一定的想像力和聯想能力，才能運用各種意象、場景進行催眠誘導。同時，個體的專注力也很重要。要保持專注在某種感官體驗或想像上，而不被外界干擾分心，這需要一定的專注訓練。

自我催眠法適合有較強想像力與專注力、且無嚴重睡眠障礙的個體。如果個體自身條件受限，可考慮結合音樂、讀物等外界輔助，或尋求催眠治療師的指導。但這種方法本身依靠的主要是個體內在的心理資源。

3-2-4其他催眠法

除了弗洛伊德、艾瑞克森和自我催眠等主要流派外，還有一些催眠治療的其他流派，例如**腦波睡眠誘導法**利用腦電波生物反饋，可以客觀評估催眠深度，大大縮短催眠誘導時間，適用於改善睡眠質量。**快速瞳孔定態反應法**（EMDR）通過左右眼球的輪替刺激，可快速減輕創傷後壓力等症狀，但對催眠機制研究不足。

隨著科技的發展，科學家還在不斷利用更先進的工具（如MRI磁振造影檢查、PET正子斷層掃描等）對催眠機制進行深入探究，相信在不久的將來，我們可以運用更先進的技術手段來開發新型的催眠誘導方案，及發展出更多有效並有利於預防及改善身心症候群的療法。

3-3 催眠的功效

催眠是一種透過引導進入潛意識狀態的過程，可以幫助人們放鬆身心、改善睡眠品質、處理情緒問題等。以下是催眠可能達到的一些效果：

1. 放鬆身心：催眠可以幫助人們達到深層的放鬆狀態，這是所有治療的基礎。
2. 改善睡眠：對於失眠患者，催眠可以幫助他們睡

得更好，甚至讓夢境內容更鮮明。

3.情緒管理：催眠可以幫助人們處理負面情緒，如
焦慮和憂鬱，並增強正面情緒。

4.行為改變：可以幫助戒除不良習慣，如吸菸或過
度飲食，並促進健康的生活方式。

5.自我認識與成長：催眠可以幫助人們更深入地了
解自己，啟發潛能，提升自信和
學習能力。

6.處理創傷和人生議題：催眠可以幫助人們處理過
去的創傷和人生中的各種
問題，如關係問題或自我
價值感的提升。

　　值得注意的是，催眠的效果因人而異，並且需要專
業的催眠師進行適當的引導。催眠不是萬能的，但它可
以作為一種有益的輔助工具，幫助人們在心理和情緒上
取得進步。如果您對催眠感興趣，建議尋找合適的專業
人士進行諮詢。

3-4 催眠的醫學臨床運用

　　催眠術最初多用於心理治療，但在近代數十年間，

催眠在現代醫學上的臨床運用相當廣泛，開始涉及到更多領域，如醫學麻醉、教育、運動、職場等。主要包括以下幾個方面：

1. 疼痛管理：催眠被用於減輕慢性疼痛，如頭痛、肌肉痛、關節炎等。
2. 心理治療：催眠可以幫助處理恐懼症、焦慮症或神經過敏症狀，並用於治療心理創傷與幫助癌症的治療。
3. 生理調節：催眠還被用於調節免疫系統、促進傷口癒合、控制血壓和心率等方面。
4. 行為改變：包括減壓、減肥、戒煙、戒酒、改善失眠等。

催眠治療的有效性得到了許多國家的認可，並且在臨床心理學家和精神科醫生的訓練中占有一席之地。它是西方另類療法的一部分，並且在西方醫學臨床上已經廣泛應用。

值得注意的是，催眠治療應由專業人士進行，以確保安全和效果。如果您對催眠治療感興趣，建議尋求專業的醫療機構或專家進行諮詢。

3-5 催眠的民俗及宗教文化運用（前世今生／探訪元辰宮……）

3-5-1前世今生

觀看前世今生的運用是一種深入潛意識的技術，通過催眠來探索個人的前世記憶和經歷，這種做法被稱為前世回溯催眠。它可以幫助個人理解可能影響當前生活的過去生活經驗。前世回溯催眠的目的是通過回顧過去的經歷，來發現和解決當前生活中的問題或挑戰。

在進行前世回溯催眠時，催眠師會引導個案進入一種放鬆和專注的狀態，從而使個案能夠接觸到通常不易察覺的記憶。這些記憶可能包括前世的事件、情感或者與其他人的關係。透過這些記憶的探索，個案可能會發現對當前生活有影響的模式或課題。

值得注意的是，前世回溯催眠並非科學上廣泛認可的治療方法，且對於前世記憶的真實性存在爭議。然而，有些人可能會從這種經歷中獲得個人洞察和情感釋放。

如果您對這種催眠方式感興趣，建議尋找經驗豐富且受過專業訓練的催眠師進行指導。

聲明：催眠的實踐應該在專業催眠師的指導下進行，並且每個人的體驗都是獨特的。在進行這些實踐之前，請確保您了解相關的潛在風險和期望效果。

3-5-2探訪元辰宮

催眠是一種進入深度放鬆狀態的技術，通過專業的引導，可以幫助人們探索潛意識。在民俗宗教文化中，「探訪元辰宮」是一種特殊的催眠應用，它涉及到觀察和解讀個人潛意識中的象徵性空間，這個空間被稱爲「元辰宮」。

「元辰宮」又稱作元神宮，被認爲是靈魂的居所，是一個具有象徵性意義的空間，代表著個人內在世界的深度和寬廣。民俗專家認爲，元辰宮記錄著我們每個人的今生財富、健康、情感、家庭等現況。人們可以在專業老師的引導下，透過觀元辰宮，進入這個空間並觀察其中的細節。這些細節，如房間的布局、物品的擺放等，被認爲可以反映出個人的運勢、健康、財運等方面的信息。例如，床鋪旁邊的鞋子數量可能象徵著人際關係或未來的伴侶情況。而透過專業老師的引導下，調整元辰宮，能達到改善健康、財運、考運、事業、感情運等等。

觀元辰宮可能看到的情境：

房屋：代表個人財富多與寡。

客廳：關聯今世事業前途與未來發展。

臥室：反映感情狀況。

書房：與考運、官途相關。

花園：涉及人際關係、健康情況。

環境：顯示流年運勢吉凶。

奴僕園丁：關聯生活品質及權位。

神明廳：代表自我守護神。

觀元辰宮可以說是一個讓我們深入自我、探索內在潛能的工具。透過觀察元辰宮的方式了解自己的現狀，加速發現問題，清理阻礙的負向能量，轉變心態，減少現狀的不滿，達到開運轉運的目的。它結合了心理學和傳統文化的元素，通過改變潛意識中的象徵性內容來影響個人的心態和行為模式。

值得注意的是，這種做法在醫學界並沒有受到認可，它更偏向屬於心理學和靈性實踐的範疇。如果您對「觀元辰宮」感興趣，建議尋找經驗豐富的專業老師進行專業的引導和解讀。同時，也應該理解這種做法可能對每個人的效果都不盡相同。

3-5-3 調整花樹叢

「調整花樹叢」在民俗文化中指的是一種心靈和精神層面的調整。在某些宗教或靈性實踐中，在專業老師的引導下，通過特定的儀式或冥想來調整個人的能量場或生命力。例如，在道教或某些民間信仰中，會透過儀式及引導來調整個人的「元辰宮」（與個人命運和健康相關的精神空間）或「心靈花園」（象徵內心世界的地

方）。

在現代心理學解釋中，「調整花樹叢」也可能是比喻性的表達，意味著改善或優化某個人的生活狀態或心理狀態。例如，通過冥想、瑜伽或其他形式的自我反思和放鬆，人們可以「調整」他們的內在狀態，就像園藝師照料花園一樣，去除雜草，促進健康成長。

3-5-4請示智慧大師

在催眠過程中，「請示智慧大師」是一種深層的心理治療技巧，在接受專業催眠師的催眠引導狀態下，讓個體進入深度放鬆的狀態，從而接觸到潛意識中的智慧來源，尋求內在智慧或高我（Higher Self）的指導。在這種狀態下，個體可能會體驗到與內在智慧對話的感覺，並從中獲得洞察力和解決問題的答案。

這種技巧是基於對人類心靈深處存在著一個更高層次的意識或智慧的信念。在催眠治療中，這種內在的智慧被視為可以提供指導、啟發和治療的源泉。催眠師可能會使用特定的語言模式和技巧來幫助個體進入這種狀態，並「請示」這位智慧大師以獲得幫助。

這個療法被認為可以幫助人們解決各種心理和情緒問題，如焦慮、恐慌症、憂鬱症等。它也可以用於提升自我意識和個人成長。然而，值得注意的是，催眠並不是所有人都適用，且應該在專業催眠師的指導下進行。

如果您對這方面有進一步的興趣或需要專業的催眠治療，建議尋找合格的催眠治療師進行諮詢。

3-5-5觀落陰

「觀落陰」是一種源自於巫術的超自然現象，屬於民間信仰，而並非是正統道教的一部分。這個習俗意指活著的人在法師或神職者的引導下，魂魄出竅，暫時到訪陰曹地府。這種儀式在華人社區中相當流行，並且有許多台灣宗教團體舉辦相關的活動。

在民俗文化中，觀落陰被認為是一種觀靈術，可以讓人們在不移動身體的情況下，通過儀式和咒語，讓自己的靈魂到達另一個地方。這通常涉及到尋找已故親友、改運、或是調整未來的子嗣等目的。儀式中，參與者可能需要脫鞋以接收地氣，坐在板凳上閉眼放鬆，並由法師敲打法器、誦咒，以引導參與者的靈魂到達陰間。

觀落陰的真實性尚未得到科學證實，有些學者和專家認為這只是一種集體催眠或心理上的民俗醫療行為，透過催眠和冥想讓人感受到潛意識中的影像，從而達到心理治療的效果。

這個習俗也提醒我們，無論是出於好奇、懷念還是其他原因，參與觀落陰的人應該保持尊重和謹慎的態度，並且在選擇參與的場合和法師時要格外小心，以確保自己的安全。這是一個深刻的文化現象，反映了人們對於

生死、靈魂和超自然的看法。

3-5-6陰陽會、冤親債主、金錢靈氣、天使靈氣

「陰陽會」

在民俗中，「陰陽會」有時指的是一種結合了陽世和陰世的儀式或祭典，旨在平衡陰陽兩界的秩序，並為亡魂提供超度。

以臺灣某城隍廟的**陰陽醮**為例，根據傳統民俗文化，城隍爺是掌管陰陽秩序的地方司法神，而城隍廟則是當地的公廟之一。每年農曆七月，城隍廟會舉行慶讚中元普度植福芳醮，這是一種中元普度的儀式，旨在普渡無主孤魂，又稱為陰陽醮。在陰陽醮的儀式中，上午進行的祭祀城隍的祈安醮典稱為「陽醮」，而傍晚進行的走赦馬、牽水與普度法會等則稱之為「陰醮」，因此整個儀式被稱為陰陽醮。

「會冤親債主」

而另一種「陰陽會」則指的是類似「觀落陰」、或是「會冤親債主」。

在民俗中，「會冤親債主」是一個涉及因果報應和輪迴的概念。這個詞語來自於佛教，指的是在生生世世中，人與人之間因為各種因緣而形成的關係。這些關係

可能是親情、友情、仇恨或債務，都被視爲一種「債」。
當一個人在前世或現世中對他人造成了傷害或有所欠
缺，那麼在未來的某個時刻，這個「債」就需要被還清。

「冤親債主」中的「冤」指的是怨恨，「親」指的
是親近的人，「債主」則是指那些我們欠下債務的人。
這些債務不僅限於物質上的，也包括情感上的、精神上
的以及業力上的。在傳統文化中，人們相信這些「債」
會影響一個人的運勢和福報，甚至可能影響到家族的幸
福和健康。

爲了化解這些「債」，人們會進行各種儀式和法會，
比如拜祭、誦經、做善事等，希望能夠超度那些冤親債
主，讓自己和家族得到平安和解脫。這是一種深植於文
化和宗教信仰中的觀念，這種做法體現了人們對於和諧、
因果論和道德責任的重視，提醒人們要珍惜眼前人，並
且對自己的行爲負責。

「金錢靈氣」

金錢靈氣是一種源自西方的身心靈療法，它結合了
傳統靈氣的概念和對財富及豐盛感的專注。這種療法認
爲個人的心靈和能量狀態會影響他們在財務方面的表
現。

金錢靈氣的目的在於幫助人們釋放關於金錢的負面
信念和情緒，實際操作上面通常包括使用特定的符號和

冥想技巧，以淨化和調整個人對金錢的能量。從而吸引更多的財富和機會。這不僅僅是關於物質財富的增加，更重要的是關於內在豐盛感的培養和對金錢的健康態度的建立。

金錢靈氣的實踐者相信，它是一種強大的工具，通過這種療法，可以清除阻礙財富流入的障礙，並將負面能量轉化為正面能量，藉由改善個人與金錢之間的關係，同時促進財務上的正面變化。以探索和轉化內在的限制性信念，從而創造出更加豐盛和滿足的生活。這樣不僅個人受益，也能對周圍的人和環境產生積極的影響。

「天使靈氣」

天使靈氣（Angelic Reiki）系統，是一套於西元2002年至2003年間，由英國的凱文・柯爾（Kevin Core），與妻子克莉絲汀・柯瑞（Christine Core）共同創建的療癒系統。

這個療癒系統據稱是由大天使麥達昶（Metatron）傳遞給凱文的，而作為療癒師的凱文，就扮演天使能量的管道，將無條件的愛和高頻能量傳遞給接受者。天使靈氣的療癒過程通常感覺溫和且充滿愛意，能夠幫助人們釋放生活壓力和負面情緒，並支持那些經歷重大創傷或情緒困擾的人。它也被認為可以協助清理脈輪和氣場中的阻塞，促進身心靈的健康。

這種療法是一種結合傳統靈氣療法與天使高頻能量的療癒系統，其核心價值在於：天使靈氣不僅僅是關於身體的療癒，也支持個人的靈性成長，幫助人們回想起自己的神聖使命，並尋回身上原有的神性意識，連接個人的靈魂和更高的自我，從而實現整體的和諧與平衡。適合所有尋求身心靈平衡和自我提升的人。

在這邊還是要提醒大家，以上這些催眠在民俗及宗教文化方面的運用，在醫學界並沒有受到認可，它更偏向屬於心理學和靈性實踐的範疇。同時，也應該理解這些做法可能對每個人的效果都不盡相同。並請記住，這些療法並不應該取代或排擠掉專業的醫療或心理諮詢。

3-6 催眠療法未來的發展方向

催眠在現代醫學上的臨床運用相當廣泛，迄今為止，已經在治療焦慮、抑鬱、創傷後遺症等心理障礙上顯示出良好效果，運用範圍包括醫學麻醉、教育、運動、職場等。但它的潛力和應用範圍遠不止於此。未來，臨床醫生可以嘗試將催眠療法拓展到更多疾病的治療當中。

例如，研究顯示催眠對於許多慢性疼痛病患，能夠有效緩解疼痛感受。減輕癌症病人的痛苦，甚至可能抑制腫瘤生長、提高免疫功能。將催眠作為鎮痛療法的輔

助,可以減少對阿片類藥物的依賴。將催眠應用於緩解癌症病人疼痛、改善心理狀態、副作用等,是一個有前景的方向。

在戒除吸菸、酗酒、濫用藥物的領域,催眠可以幫助建立正向暗示、增強意志力及自控能力。將催眠技術運用到更廣泛的臨床治療當中,並與其他支持性治療如音樂、藝術等進行有機配合,能夠發揮協同效應,為病人帶來更佳療效。

隨著對催眠臨床效用認知的提高,其應用範圍必將不斷擴大。

3-7 催眠的法規

在台灣,催眠治療的實施是受到一定法律規範的。以下是一些相關的法律條文摘要:

1. 《刑法》中有關催眠的規範提到,使用催眠術對他人進行性侵或猥褻行為,或者利用催眠術使人無法抗拒而進行強盜等犯罪行為,都將受到法律的嚴懲。
2. 《社會秩序維護法》規定,無正當理由為人施行催眠術或施以藥物者,可能會受到罰款或申誡的處

罰。

3.《兒童及少年性交易防治條例》中也提到，利用催眠術使未滿十八歲的人從事性交易，將會受到重刑處罰。

在台灣，只有精神科醫師和心理師具有進行治療的資格，而催眠治療並不等同於心理治療。此外，專業的催眠治療師在執行催眠治療時，必須遵守專業的道德規範和社會責任。這些規範確保了催眠治療的安全性和專業性，並保護了受治療者的權益。如果您需要更詳細的資訊，建議您諮詢專業的法律顧問或相關專業人士。

臨床實戰篇

第四章

催眠步驟及流程

4-1 制式催眠的流程

制式催眠通常包括以下幾個步驟：

1. 催眠準備：首先，催眠師會向被催眠者解釋催眠過程和預期的效果。這有助於建立信任並讓被催眠者放鬆。如果被催眠者有過催眠經歷，催眠師會詢問相關的經歷和反應。

2. 引導與誘導：催眠師會開始引導被催眠者閉上眼睛，想像自己處於一個安全舒適的地方，並逐步放鬆身體各部位。

3. 深化催眠：通過各種不斷重複放鬆的指令，催眠師會幫助被催眠者進入更深層次的放鬆狀態。

4. 催眠建議：在被催眠者達到深度放鬆狀態後，催眠師會給予正面的建議，這些建議旨在幫助被催眠者達到特定的改變或目標。

5. 特殊療程設計：例如前世今生、拜訪智慧大師、觀元辰宮、探訪已逝親人等。

6. 結束催眠：催眠師會引導被催眠者逐漸恢復意識，

並確保他們感覺清醒且舒適。

7.催眠後討論：催眠結束後，催眠師會與被催眠者
討論催眠過程並提供反饋。

這些步驟有助於確保催眠過程的安全性和有效性。
催眠不僅是一種放鬆技巧，還可以作為改善某些行為模
式和心理狀態的工具。

4-2 催眠前的其他準備工作

催眠前的準備工作除了要先向被催眠者解釋催眠過
程和預期的效果之外，還要注意以下幾個方面：

1.說明催眠過程可能的感受以及常見的誤解。這有
助於建立正確的期待並減少不必要的擔憂。

2.請被催眠者保持開放和積極的態度，相信催眠過
程能夠帶來幫助。

3.環境準備：選擇一個安靜、舒適且不會被打擾的
環境進行催眠。確保所有可能干擾的因素，如手
機鈴聲，都已經關閉。

4.身體準備：在催眠前保證充足的休息，避免飲用
刺激性飲料如咖啡。盡量先將眼鏡、耳環、項鍊、

手錶等物件移除，穿著舒適的衣物，讓身體處於
放鬆狀態。

5.時間安排：確保有足夠的時間進行催眠，不要在
時間緊迫的情況下進行，這樣可以更好地進入催
眠狀態。

6.技術準備：如果是自我催眠，可以事先準備催眠
指南或錄音，幫助引導進入催眠狀態。如果是由
催眠師進行，則應該與催眠師進行充分的溝通，
了解催眠過程和技術細節。

這些準備工作有助於提高催眠的效果，並使催眠過
程更加順利和安全。

4-3 催眠過程的設計

想要完成一次成效良好的催眠，如何設計引導話術
及想要引導進入的情境無疑是最大的關鍵所在！以下是
一些基本步驟和建議：

1.催眠前針對需求和目標確認。
2.使用平靜和節奏性的語言導入，幫助被催眠者放
鬆，逐漸引導他們進入催眠狀態。

3.透過各種情境或話術引導技巧來深化放鬆，如想像自己在下樓梯或乘電梯等，使被催眠者進入更深層次的放鬆狀態。

4.在引導至深度催眠狀態下，給予正面的暗示，幫助被催眠者建立新的認知和行為模式。

5.引導被催眠者將新學習的模式與日常生活結合，以實現持久的改變。

6.在催眠結束後，與被催眠者討論他們的體驗，並確保他們對過程有正確的理解和記憶。

在設計話術時，要注意語言要清晰、正面，並且要能夠引起被催眠者的共鳴。此外，每個人對催眠的反應都是獨特的，因此話術需要根據個人的反應進行調整。催眠師應該具備良好的觀察力和應變能力，以便在過程中做出適當的調整。

4-4 催眠過程中的引導技巧（內容設計）

在催眠過程中，情境引導是一種重要的技巧，它可以幫助被催眠者進入更深層的放鬆狀態並與潛意識溝通。以下是一些情境引導的例子和技巧：

1.數數法：用數數法引導被催眠者，隨著數字的增

加,他們感到越來越放鬆。

2. 手臂漂浮法:讓被催眠者想像他們的手臂像氣球一樣漂浮起來,這種感覺會使他們的身體感到輕盈和放鬆。

3. 搭電梯(下樓梯)法:引導被催眠者想像自己在乘坐電梯下降,每下降一層,他們就進入更深的放鬆狀態。

4. ..想像法:引導被催眠者想像自己在一個安靜和平和的地方,如海邊、森林或其它他們覺得放鬆的場所。

5. 光圈法:引導被催眠者想像自己被最喜歡的光圈所包圍著,而在光圈內能賦予強大的能量或溫暖療癒的能量。

6. 雲端法:引導被催眠者想像自己到輕鬆且舒適的雲端,開啓無限的想像方向。

7. 神祕大門法:引導被催眠者想像自己在一個神祕的大門前,打開大門能導引去催眠前溝通過的目標。

8. 其它設計

這些技巧的目的是通過引導被催眠者的想像力,幫助他們進入一個更深層次的催眠狀態,或是引導進入到設計目標的情境中,或達到某種治療目的。在這個狀態

下，被催眠者他們可以更容易地接受正面的暗示和改變不利的行為模式。

　　作為催眠治療師，您需要根據被催眠者的反應和偏好來選擇最合適的技巧，並且隨時準備調整引導的情境，以達到最佳的催眠效果。請記住，每個人對催眠的反應都是獨特的，因此靈活性和個性化的引導至關重要。

4-5 催眠過程中的注意事項

在進行催眠的過程中，催眠師需要注意以下幾點：

1. 催眠師必須確保整個催眠過程中被催眠者的安全，並在必要時提供適當的支持和引導。
2. 使用經過訓練的語調及技巧來進行引導，幫助被催眠者放鬆，逐漸引導他們進入催眠狀態。
3. 催眠師須熟悉掌握不同情境設計中之轉換技巧，避免因使用生澀的詞句，或不當的催促或停頓，而讓催眠中途失敗。
4. 如遇到在催眠的過程中，被催眠者之情緒過度激動或偏離主題，催眠師需充分掌握控制場面的能力，並導正主題以利催眠繼續進行。
5. 建議催眠師全程錄影，以避免消費糾紛或法律問題。

4-6 催眠中突發狀況的處理

在催眠過程中可能會發生的突發情況包括：

1. 身體反應：被催眠者可能會出現心跳加速或變慢、體溫微微升高等生理反應。
2. 情緒波動：催眠可能喚醒一些不愉快的記憶，引發負面的情緒如恐懼、悲傷、憤怒或罪惡感。
3. 記憶問題：催眠喚起的記憶可能感覺真實，但並不準確，甚至可能是錯誤的。
4. 幻覺現象：有些人報告說進入催眠狀態後會有非常奇特的體驗，比如靈魂出竅，以及出現幻覺等。
5. 其它

以上這些突發狀況，催眠師在接受培訓及實習時，應該對這些可能發生的情況都已有所準備，知道在必要時如何提供適當的介入及引導（如給予適當的喘息舒緩、支持與安撫、或情境及情緒的轉換等……），且各催眠流派之間會有不同的技巧運用，將會再另闢專業系列予以闡述說明之。

4-7 催眠喚醒

在催眠的最後階段，催眠師通常會採用一系列的步驟來將被催眠者安全地喚醒。這些步驟可能包括：

1. 催眠師會用平靜和穩定的聲音告訴被催眠者即將喚醒，並可能會給予一些暗示以幫助被催眠者準備好返回到正常意識狀態。
2. 催眠師可能會從5或10倒數到1，每數一個數字，被催眠者的意識水平會逐漸提高。
3. 催眠師可能會指示被催眠者開始輕微地動一動手腳，逐步恢復身體活力。
4. 引導被催眠者做幾次深呼吸，這有助於恢復正常的覺醒狀態。
5. 催眠師可能會讓被催眠者想像一個充滿能量的場景，隨著倒數計時，這個場景會變得越來越清晰。
6. 在倒數結束時，催眠師會給出明確的指令，如「睜開你的眼睛，感覺精神飽滿」。
7. 確認覺醒狀態：一旦被催眠者睜開眼睛，催眠師會確認他們已完全覺醒並感覺良好。

這些步驟有助於確保被催眠者從催眠狀態平穩過渡到清醒狀態。重要的是，整個過程應該是平和且支持性的，讓被催眠者感到安全和舒適。

4-8 催眠後討論及建議（深化法／消除法）

催眠結束後，催眠師通常會採取以下幾種方法與被催眠者進行討論，並提供相應的建議：

1. 確認合作目標：催眠師會與被催眠者確認催眠的目標是否已達成，例如減重、戒菸或是心理上的改變等。

2. 提供後續建議：根據催眠過程中的發現，催眠師可能會提供一些行為或思維上的建議，以幫助被催眠者在日常生活中實現這些目標。

3. 討論催眠體驗：催眠師會詢問被催眠者在催眠過程中的感受和體驗，並根據反饋進行適當的指導或調整。

4. 確認情緒穩定：專業的催眠師會在喚醒被催眠者後確認其情緒穩定，並在必要時提供進一步的心理支持。

5. 建議持續治療：如果被催眠者在催眠後仍有未解決的情緒問題，催眠師可能會建議進行進一步的催眠治療或心理諮詢。

這些方法和建議有助於被催眠者更好地理解催眠過程，並在催眠後實現持續的自我改善和發展。當然，每位催眠師的具體做法可能會有所不同，這些只是一般的

指導原則。

4-9 催眠師引導話術範例（含階段目的及話術）

4-9-1著重在「健康放鬆式」的催眠範例
催眠師引導話術範例：

一、解說放鬆
現在閉起你的眼睛休息，找一個讓你自己覺得最舒服的姿勢，我要你想像你全身的肌肉開始放鬆……，現在深呼吸……，然後吐氣……，再深呼吸一次……，然後吐氣……

很好，從現在開始……，每一次的呼吸，都會讓你更佳的放鬆……，每一次的吸氣……，感覺吸入宇宙的正面能量……，每一次的吐氣……，都將身體的負面能量排出……

每一次的吸氣……，都讓你感覺注意力更加的集中……，每一次的吐氣……，都讓你感覺到全身更加的放鬆……（視現場狀況及被催眠者的反應可重複兩到三次）

二、排除干擾

很好……，從現在開始，仔細聆聽我的聲音……，你也許會同時聽到其他的聲音……，也許是路過的汽車聲……，也許是其他人說話的聲音……，但這些聲音……，只會讓你更加的放鬆……，讓你注意力更加的集中……

三、漸進式引導放鬆

很好……，現在放鬆你臉上所有的肌肉……，放鬆你的額頭……，放鬆你的眉毛……，放鬆你的眼皮……，很好……，現在放鬆你臉頰……，放鬆你的鼻子……，放鬆你的嘴巴……，特別視你嘴巴附近的肌肉……，放鬆你的下巴……，感覺很棒……

現在放鬆你的脖子……，放鬆你的肩膀……，很好……，現在放鬆你胸腹部的肌肉……，放鬆你的背部……，放鬆你的腰部……，放鬆你的臀部……，很好……，放鬆你的大腿……，放鬆你的膝蓋……，放鬆你的腳……，就連腳趾頭都放鬆了，很好……，感覺很棒……，現在……完全的放鬆了……

四、以數字法再深化放鬆

很好……，等一下……，我會從10倒數到1……，每數一個數字……，你都會比現在更放鬆兩倍……，並且

進入更深沉的催眠狀況……，10……，9……，很好……，進入更深的放鬆……，8……，7……，進入更深沉的催眠狀況……，6……，5……，很好……，進入更深的放鬆……，4……，3……，感覺很棒……，2……，1，感覺完全放鬆……

五、情境式放鬆（情境可事先溝通或依經驗調整）

很好……，接下來……，請發揮你強大的想像力……，想像你正站在一處美麗的花園……，整片你所喜愛的花朵正燦爛的盛開著……，美麗的蝴蝶也正在花叢間快樂的飛舞著……，空氣中充滿著由花草所散發出來的大自然香味……，你整個人都完全融入到美妙的大自然中……，一切是那麼的放鬆……，一切都是那麼的美好……

六、依個案需求輸入設定目標（以健康養生為例）

很好……，接下來……，你會感覺到有一股能量注入了你的身體……，你感覺到全身變的非常的舒服……，負面的情緒及能量都被排了出來……，你感覺到非常的輕鬆……，非常的健康……，全身的感覺是那麼的美好……，那麼的健康……，每天各方面……，都會一天比一天好……，會一天比一天進步……，（依目標調整內容及時間長度）……

七、喚醒

等一下……，我會從1數到5……，當我數到5的時候……，你將會完全清醒……，並且感覺全身非常舒暢……，1……，當我數到5時你會完全清醒……，2……，你會感覺全身非常舒暢……，3……，頭腦清醒、眼睛明亮、精神抖擻……，4……，下一次的催眠會讓你進入到更深更深的催眠狀態……，1，完全清醒、眼睛完全睜開、感覺非常舒暢！

4-9-2著重「正面暗示」（強化自信心）的催眠範例

催眠師引導話術範例：

一、解說放鬆（可與上例雷同，或依設定之目標修正）

現在閉起你的眼睛休息，找一個讓你自己覺得最舒服的姿勢，我要你想像你全身的肌肉開始放鬆……，現在深呼吸……，然後吐氣……，再深呼吸一次……，然後吐氣……

很好，從現在開始……，每一次的呼吸，都會讓你更佳的放鬆……，每一次的吸氣……，感覺吸入宇宙的正面能量……，每一次的吐氣……，都將身體的負面能量排出……

每一次的吸氣……，都讓你感覺注意力更加的集中……，每一次的吐氣……，都讓你感覺到全身更加的

放鬆……（視現場狀況及被催眠者的反應可重複兩到三次）

二、**排除干擾**（可與上例雷同，或依設定之目標修正）

很好……，從現在開始，仔細聆聽我的聲音……，你也許會同時聽到其他的聲音……，也許是路過的汽車聲……，也許是其他人說話的聲音……，但這些聲音……，只會讓你更加的放鬆……，讓你注意力更加的集中……

三、**數字法引導放鬆**（可與上例雷同，或依設定之目標修正）

每一次的吸氣……，都讓你感覺注意力更加的集中……，每一次的吐氣……，都讓你感覺到全身更加的放鬆……（視狀況及反應可重複兩到三次）

很好……，等一下……，我會從10倒數到1……，每數一個數字……，你都會比現在更放鬆兩倍……，並且進入更深沉的催眠狀況……，10……，9……，很好……，進入更深的放鬆……，8……，7……，進入更深沉的催眠狀況……，6……，5……，很好……，進入更深的放鬆……，4……，3……，感覺很棒……，2……，1，感覺完全放鬆……

四、暗示型輸入目標話術（依個案需求調整）

接下來……，你開始接受對自己有幫助的建議……，經由你的心靈力量……，這些建議將會成為強而有力的力量……，並且可以完完全全的實現……

從今天開始……，接下來的每一天……，你都會一天比一天好……，一點比一點更好……，你可以經由學習來改變自己……，你可以選擇成為怎麼樣的自己……，你知道成功的背後……，一定要下很多的苦功……，你也知道……，沒有什麼事情是不可能的……，只要肯努力、肯付出代價！

你會活出自己的風格……，你會展現出自我的魅力……，你會自己先喜歡自己……，並且從外在的內在的肯定自己……，你會努力活在當下……，用現有的條件及資源來解決問題……，你一定可以找出迅速擺脫惡劣情緒的方法……，因為你知道……，人生只要轉個彎……，下一個可能就是驚喜的遭遇……（依目標調整內容及時間長度）

五、喚醒

等一下……，我會從1數到5……，當我數到5的時候……，你將會完全清醒……，並且感覺全身非常舒暢……，1……，當我數到5時你會完全清醒……，2……，你會感覺全身非常舒暢……，3……，頭腦清醒、眼睛明

亮、精神抖擻……，4……，下一次的催眠會讓你進入到
更深更深的催眠狀態……，1，完全清醒、眼睛完全睜開、
感覺非常舒暢……

　　至於其它範例，會斟酌依各討論主題另行加以補充。

第五章

科學中醫+催眠的「身心靈調理」

5-1 用白話讓你了解何謂科學中醫

　　現在的醫療體系以西方醫學當家作主，這與我們的教育體系有關，因為我們沒有人從小學「甲乙丙丁戊……」這些天干或「木火土金水」五行這些玩意，而且為了要與全世界先進科技接軌，當然就要學習全球共通的科學語言囉！

　　然而，中醫如果沒醫療效果，怎麼可能還存活在現代這個社會？追根究柢起來，其實是……

　　大白話1：「是我們不懂中醫所使用的語言！」

　　那……中醫所運用的這些文字語言，到底是在說什麼呢？讓我們繼續看下去～

5-1-1「陰陽」到底是在講蝦米碗糕？
　　「陰陽」其實是為了形容大自然的現象(包括人體)，所創造出來的兩個字！

　　古代哲學認為宇宙間所有事物都具備陰陽兩面？而且是兩種相反但又相互依賴的力量？有陽就一定有陰、有陰就一定有陽？（好像在講相對論喔！）

　　為什麼呢？因為陰陽的概念最初是古人用來表示：晴朗和陰暗的天氣、向陽和背光的位置、溫暖炎熱和涼爽寒冷的氣候。後來，陰陽這個概念不斷地衍生，「陰」通常就與濁、重、晦冥、寒冷、肅殺、秋冬……等特性相關聯，而「陽」則與清、升、光明、炎熱、厚生、春夏……等特性相關聯。

大白話2：陰陽～就是比較出來的相對論！

　　有比較就有差別，舉例來說：如「日與夜」、如「熱與冷」、如「亮與暗」、如「左與右」、如「南與北」、如「男與女」、如「上與下」、如「內與外」、如「表與裡」、如「強壯與虛弱」、如「活化與抑制」、如「促進與收斂」……陰陽的概念其實就是在描述大自然（包含人體）的所有現象！所以才會說：陰陽是對立的，但不會獨立存在。陰陽會滾動性的變化、會保持動態平衡。

　　陰陽不僅用於描述自然現象，如四季的變化、晝夜的長短，還用於解釋人類生活中的各種現象，包括醫學、占卜、風水等領域。在中醫學中，陰陽學說用來解釋人體的生理和病理現象，指導臨床診斷和治療。例如，人

體的不同器官和功能被分爲陰性和陽性，傳統中醫中，
陰陽平衡被認爲是健康的關鍵，而失衡則可能導致疾病。

大白話3：中醫著重在調理陰陽平衡（翹翹板原理）

舉例說明，「陰虛」指的就是人體內的陰氣虛弱不
足、無法去制約平衡陽氣。從而導致人體產生一系列陽
性熱性反應。陰氣——表示對於身體有滋潤滋養作用的，
包括精血、津液等等都可以被含括在內。

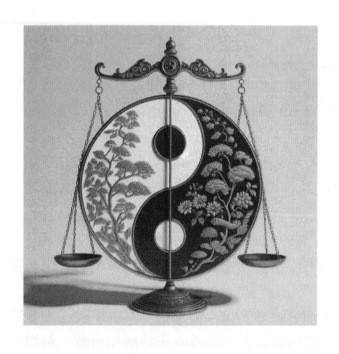

陽性熱性反應（如水喝的不夠多、或流汗過多）症狀可能包括口乾舌燥、手足心熱、心煩等，依嚴重程度又可以分為整體陰虛和局部陰虛。整體陰虛指的是全身陰液不足，而局部陰虛則是指某個臟腑或是某部分組織的陰液不足。

中醫治療陰虛的方法通常包括滋陰和補充陰液（因為陰虛，當然就要補充滋養陰氣囉～），使用的中藥可能包括六味地黃丸、知柏地黃丸等。此外，改善生活習慣，如保持充足睡眠、避免過度勞累、戒菸酒、少吃辛辣食物等，也是預防和治療陰虛的重要措施（避免耗損陰氣）。

5-1-2「火氣大」又是蝦米碗粿？

從剛剛的說明裡，你應該很容易就能夠推理出「火」代表著陽性反應。

大白話4：「火氣大」代表陽性反應過於旺盛（身體出現「熱性」的症狀）

以科學論點來看，「火氣大」通常指的是體內的氧化反應強度過高，血中陽性物質過多（如糖類、脂質、氯離子、硫酸根離子……等代謝廢物的積累），而陰性

物質較低（如鉀離子、鎂離子、水分……等），**導致身體出現「熱性」的症狀。**

「火氣大」又稱為「上火」，其具體症狀可能包括口臭、冒痘、口舌生瘡、口苦、失眠、眼睛充血乾澀、小便黃赤臭、耳鳴、頭痛、便祕等。這種情況可能因為體能過耗、流汗、沒喝水、過勞、熬夜、長時間工作不休息等原因，使得人體代謝廢物過多而沒有順利排出或達到平衡，從而產生「上火」現象。另外，過量食用燥熱、辛辣、燒烤、油炸等食物也可能導致體內毒素或促燃燒物質增加，進而引發「上火」。

治療「火氣大」的方法應該根據具體情況來定，可能包括最簡單的補充水分、調整飲食、避免過度勞累等。在某些情況下，可能需要使用中藥來調節。但是，具體的診斷和治療還是建議要尋求專業醫療幫助。

5-1-3中醫的科學大白話就是……？

所有的醫療體系都只有兩大治療方針，（包含中醫）：

1.讓「自律神經系統」運作正常（對內）

2.讓「免疫系統」運作正常（對外）

而這兩大系統是互相關聯且互為依存關係的！

自律神經系統（Autonomic Nervous System, ANS），
是身體的一種無意識活動，負責調節如心跳、呼吸、消
化和血壓等。

它包括兩個主要分支：

1.「交感神經」：在壓力或緊急情況下啓動，促使身
　體進入「戰鬥或逃跑」的狀態，增加心率和血壓，
　減少消化活動等。（代表陽性反應）

2.「副交感神經」：在放鬆或休息時活躍，促進身體
　的「休息和消化」狀態，降低心率和血壓，增加消
　化活動。（代表陰性反應）

這兩個系統通常相互平衡，以維持身體的內部穩定
和適應外部環境的變化。

大家有沒有發現，原來中醫早就已經領先全球掌握
出這些身體規律了！

　　大白話5：交感神經爲陽、副交感神經爲陰

免疫系統（Immunity System），一般來說，免疫系
統是生物體內負責識別和對抗外來病原體（如細菌、病
毒、寄生蟲）和有害物質的一系列複雜的生物學結構和
過程。它能夠區分外來的威脅和生物體自身的健康細胞
與組織，在正常情況下，保護身體不受這些威脅的侵害。

免疫系統主要分爲兩大類：

1. 先天免疫（innate immunity）：這是生物體出生時就具備的免疫能力，能夠迅速對抗常見的病原體。它包括皮膚、黏膜、白血球（如嗜中性白血球和巨噬細胞）等防禦機制。（主動出擊代表陽性反應）
2. 後天免疫（adaptive immunity）：這是隨著時間和經過特定病原體感染後發展起來的免疫反應。它涉及到更為專一的反應，如由B細胞產生的抗體和T細胞的各種功能。（被動防守代表陰性反應）

免疫系統的運作涉及多種細胞和分子的協同作用，包括抗體、白血球、補體系統、免疫記憶等。當病原體入侵時，免疫系統會啟動一系列的反應來消滅它們，並且記住這些病原體，以便在未來更快速有效地對抗相同的威脅。

大白話6：先天免疫為陽、後天免疫為陰。
所以～難怪中醫一直在追求陰陽平衡（協調）。

在中醫學中，免疫系統的功能與「氣血」的運行、臟腑的平衡以及「陰陽」的調和密切相關。以下是中醫在免疫系統方面的一些基本觀點：

1. 「氣的作用」：中醫認為「氣」是推動身體各種生理活動的基本動力，包括免疫反應。通過增強「氣」的流動，可以提升免疫力。

2.「陰陽平衡」：陰陽是中醫理論中描述自然界和人體內部兩種相反相成的力量。保持陰陽平衡是維持健康和強化免疫系統的關鍵。

3.「五行學說」：五行即金、木、水、火、土，代表著自然界和人體內的五種基本元素。中醫通過調節五行之間的關係來達到免疫系統的平衡。

4.「臟腑功能」：中醫將人體分為五臟六腑，每個臟腑都有其相應的生理和免疫功能。例如，脾臟與身體的消化吸收和免疫力有關。

5.「飲食和生活方式」：中醫強調通過合理的飲食和健康的生活方式來調節免疫系統，如適量飲食、規律作息等。

6.「中藥和針灸」：中醫使用中藥和針灸（經絡推拿指壓藥洗……）等方法來調節氣血和臟腑功能，從而達到增強免疫力的目的。

總的來說，中醫在免疫系統方面的治療和調節，更注重於「整體的平衡和調和」，並通過多種方法來增強身體的自我修復能力和抵抗力。

大白話7：只要陰陽平衡、五行協調、則免疫功能自然正常、身體自然健康

5-2 身心症候群的科學白話

　　身心症候群，也稱爲「心身症」，是一種由心理因素引起的身體疾病，例如焦慮、憂鬱、壓力等心理因素都被認爲與身心症候群有關。患者可能因爲無法處理這些問題而影響到身體機能，產生出身體症狀來應對情緒壓力，而不是直接面對心理問題。且這些症狀往往在傳統醫學檢查中找不到明顯的生理原因。

　　身心症候群的影響涵蓋了心理和生理兩個層面。
1. 心理上，可能導致情緒不穩、自我否定、失眠等負面反應。
2. 生理上，根據資料顯示，常見的包括自律神經所支配的生理功能障礙，如原發性高血壓、偏頭痛、過敏性鼻炎、氣喘、腸胃道激躁症等。在台灣，大腸激躁症的發生率約在10〜20％之間。

　　其它身心症候群的症狀可能包括如慢性疼痛、疲勞、腸胃不適、頭痛等。

　　而在一般日常生活上，可能會有因過度擔心、而無法集中注意力、坐立不安、顫抖等。這些症狀不僅影響個人的生活品質，也增加了社會和醫療系統的負擔。

　　所以，「身心症候群」是一個廣泛用來描述因心理

因素而影響身體健康的現象。

這個概念認為，心理和情緒狀態可以通過影響自律神經系統，對身體產生直接的影響。這個名稱反映了心理和身體之間密切且複雜的關係。

大白話8：「身心症候群」就是指自律神經失調所產生的症狀。

5-3 西方醫學的治療「身心症候群」的方式

您知道嗎？根據醫學研究，許多疾病都只能「推論」出引發原因，但卻無法「確認」病因！因此，西醫主要採用的療法為「症狀療法」或「支持療法」，這種方法通常用於緩解病人的不適感，希望患者能自己恢復健康，或在尋找病因的過程中提供臨時的幫助，改善生活品質。

例如，如果病人有發燒，西醫可能會給予退燒藥；如果有疼痛，則可能會使用止痛藥。這種治療方式可以迅速減輕病人的症狀，但它不會解決引起這些症狀的根本問題。在某些情況下，當病因不明或無法治愈時，症狀療法成為主要的治療手段。

有一些先進國家的疾病管理制度，會要求「身心症候群」的患者先看家醫科，處理可能的心理、情緒問題，

嚴重者才轉介至精神科或身心科進行治療。這樣的措施
有助於避免重覆檢查和浪費醫療資源，同時也能提高醫
療品質。

5-3-1精神科用藥
藥物治療：使用抗憂鬱藥、抗焦慮藥等，以減輕心
理症狀。

5-3-2症狀治療
依所產生的症狀投藥控制。

5-3-3心理治療（支持療法）
心理諮商、認知行為療法等，幫助患者理解和處理
情緒問題。

5-3-4復健治療
包括精神復健和職能治療，協助患者重返社會。

5-4 中醫治療「身心症候群」的方式

大白話9：傳統中醫療法的大白話：
1.先以「四診」（望聞問切）了解患者有那些症狀。

2.再用「八綱」（陰陽表裡寒熱虛實）來形容表述出
　患者是屬於何種病證。

3.再依照中醫臨床驗證出來的治療方針（八治法）。

4.來開立處方（十八類用藥或既有方劑）或「針灸」、
　「推拿」、「藥洗」等其他療法，但是中醫師會再
　依照個人體質及個案狀況來加減調整配方。

　　總體來說，中醫的療法著重在「陰陽」、「五行」
全面性的調和與平衡。至於有關「身心症候群」方面的
療法，請見後續說明。（讓我們繼續看下去……）

5-4-1中藥調理「身心症候群」：開竅／鎮靜安神／疏肝解鬱／補益心神

　　在日常飲食和生活習慣方面：中醫一貫強調通過合
理適量的飲食、和健康規律的生活作息，來避免疾病的
產生（避免六淫七情等內外病因導致產生疾病）。

　　但現代人由於文明的改變（如3C崛起）、經濟負擔
或是追求更高的生活水平，不僅常常日夜顛倒、生理作
息偏離正軌、偏好美食而致飲食失當、各方心理壓力更
是如山般的巨大，各種文明病、富貴病、身心病（身心
症候群）如雨後春筍般地冒出來。

　　針對「身心症候群」，在中醫學中，辦證論治是非
常重要的原則，依照不同的體質及病證（症狀），會開

立不同的治療處方。以下分別論述之：

一、開竅藥

開竅藥主要用於治療神志昏迷和意識不清的症狀。這類藥物通常具有辛散走竄、芳香辟穢的特性（辛香類揮發性精油），能夠通過心經來開竅醒神。根據藥性和主治病證的不同，開竅藥分為溫宣開竅藥（給寒性症狀患者用的）和涼宣開竅藥（給熱性症狀患者用的）兩大類。

大白話10：「揮發性精油」有調節與平衡自律神經的作用

1.溫宣開竅藥：主要用於治療寒閉神昏證（寒證），如中風痰迷、氣鬱暴厥或感受穢濁之氣導致的猝然昏倒、不省人事等症狀。常用的溫宣開竅藥包括：

麝　香：主要有效成分為麝香酮（Muscone）、麝香吡啶（Muscopyridine）、等成分。具有開竅醒神、活血通經、消腫止痛等作用。

蘇合香：主要有效成分為肉桂酸、α蒎烯、β蒎烯、月桂烯、莰烯、檸檬烯、桉葉素、芳樟醇、桂皮醛等豐富的精油。用於中風痰厥、猝

然昏倒、胸腹冷痛、驚癇等作用。

安息香：主要有效成分爲安息香酸、肉桂酸、香草
醛等成分。具有開竅辟穢、豁痰行氣、活
血止痛等作用。

石菖蒲：主要有效成分爲細辛醚、棕櫚酸、琥珀酸
等成分。具有開竅豁痰，醒神益智，化濕
和胃等作用。

2.涼宣開竅藥：主要用於治療熱閉神昏證（熱證），
如熱病神昏或痰熱蒙蔽、心竅導致的猝然昏倒、不省人
事等症狀。常用的涼宣開竅藥包括：

冰　片：主要有效成分爲左旋龍腦、右旋龍腦、樟
腦等成分。具有開竅醒神，清熱止痛，主
治熱病神昏等作用。常與牛黃、麝香等藥
物配合使用。

牛　黃：主要有效成分爲膽酸、膽甾醇、麥角甾醇、
多種礦物質及胺基酸等成分。具有開竅醒
神，息風止痙，安驚定神等作用。

開竅藥具有強烈的刺激性和特殊的藥理作用，不建
議長期使用，請在專業中醫師的指導下，根據病人的具
體病情和體質選擇適當的藥物。

二、鎮靜安神藥

中醫中，用於鎮靜安神的中藥有許多，這些藥物主要用於治療心氣虛、心血虛或心火盛以及其他原因所致的**心神不寧，煩躁易怒，失眠多夢，頭暈目眩，健忘，驚風，癲病**等症狀。以下是一些常見的安神中藥及其功用：

龍　骨：龍骨與牡蠣都是常用的安神藥，也常互相搭配使用，主要有效成分爲碳酸鈣、磷酸鈣、胱胺酸、甲硫胺酸、白胺酸等。具有鎮驚安神、斂汗固精、止血澀腸、生肌斂瘡的功效。適用於治療驚癇癲狂、怔忡健忘、失眠多夢等症。

遠　志：主要有效成分爲遠志皂苷、遠志酮、遠志醇、桂皮酸、甲氧基桂皮酸等。主治安神益智、祛痰、消腫。用於心腎不交引起的失眠多夢、健忘驚悸、神智恍惚等症。

夜交藤：主要有效成分爲蒽醌類衍生物，如大黃素、谷甾醇、夜交藤乙醯苯苷等。具有養心、安神、通絡、祛風的功效。適用於治療失眠、勞傷、多汗、血虛身痛等症。

酸棗仁：主要有效成分爲酸棗仁皂苷、白樺脂醇、酸棗仁鹼等。能補肝、寧心、斂汗、生津。

主治陰血虛，心失所養之心悸、怔忡、失眠、健忘等症。

琥　珀：主要有效成分爲琥珀酸、琥珀脂醇、琥珀松香酸等。具有鎮驚安神、散瘀止血、利水通淋的功效。常用於治療驚風癲癇、驚悸失眠等症。

合歡皮：主要有效成分爲合歡皂苷、槲皮素、丁香樹脂醇等。主要功效爲安神解鬱、活血消癰。用於心神不安、憂鬱、不眠等症。

大　棗：主要有效成分爲蘋果酸、酒石酸、山楂酸、環磷酸腺苷等。具有補中益氣、解藥毒、養血安神的功效。適用於脾虛食少、乏力便溏等症。

百　合：主要有效成分爲百合鱗莖有機酸、β胡蘿蔔素等。具有養陰潤肺、清心安神的功效。主治陰虛久嗽、痰中帶血、虛煩驚悸、失眠多夢等症。

補充：一些被認爲對鎮靜安神有幫助的**花草**和**精油**。

・薰衣草（Lavender）：被廣泛認爲是最受歡迎的睡眠和放鬆精油。它有鎮靜的作用，能夠安撫情緒，有研究指出，使用薰衣草的人除了增加深度睡眠時間，隔天早上更加有精神。

- 玫瑰（Rose）：其香味除了迷人還能夠顯著的改善睡眠質量，其中大馬士革玫瑰（rosa damascene）更是其中助眠的佼佼者。
- 洋甘菊（Chamomile）：它的香氣能夠幫助減緩壓力，還具有抗發炎的效果，小小朋友也能使用，將洋甘菊噴灑在枕頭上能夠改善焦慮程度促進睡眠。
- 茉莉花（Jasmine）：花香溫暖柔和，具蜂蜜般清香的味道，其中能夠減少情緒煩躁，用於放鬆身心，將茉莉花噴灑在臥室能提高睡眠效率。
- 雪松（Cedarwood）：擁有木質調香氣，有研究指出它可以減輕肌肉痠痛，同時不傷害肌膚，安撫緊繃的神經，可以讓人更加快速入睡。

使用這些精油時，可以通過薰香、按摩或添加到浴水中來幫助放鬆身心，從而促進睡眠。但請記得，純精油非常濃縮，直接接觸皮膚可能會引起刺激，因此在使用前應該進行稀釋。此外，孕婦、哺乳期婦女和幼兒在使用精油時應該格外小心，並且在使用任何新精油前進行皮膚貼片測試，以確保沒有過敏反應。

三、疏肝解鬱藥
在中醫中，疏肝解鬱的藥物主要用於調節情緒、緩

解壓力和改善肝臟功能。以下是一些常用的疏肝解鬱中藥及其功用：

柴胡：主要有效成分為柴胡皂苷、柴胡醇、側金盞花醇、揮發油等。具有疏肝解鬱，調節情志的功效。用於治療肝氣鬱結導致的胸悶、脅痛等症狀。

白芍：主要有效成分為芍藥苷、芍藥內酯苷、芍藥苷元酮、丹皮酚原苷、丹皮酚等。具有養血柔肝的功效。可緩解肝經引起的疼痛，如經痛和乳房脹痛等症狀。

當歸：主要有效成分為當歸多糖、阿魏酸、正丁烯基苯酞、本內酯等。具有補血調經，和血養血的功效。常與白芍配伍，用於疏肝解鬱，改善心情。

枸杞：主要有效成分為枸杞多糖、甜菜鹼、玉蜀黍黃素、酸漿紅素、胡蘿蔔素、核黃素、菸鹼酸等。具有補肝腎，明目的功效。用於肝腎陰虛引起的眼睛疲勞和視力模糊等症狀。

鬱金：主要有效成分為薑黃素、薑黃酮、樟腦、倍半萜烯醇、薑黃烯等揮發油。具有行氣化瘀，清心解鬱的功效。用於經閉痛經、胸腹脹痛、熱病神昏、癲癇發狂等症狀。

這些藥物可以單獨使用，也可以組成複方，以適應不同的證型和症狀。在使用任何中藥之前，建議諮詢專業的中醫師，以確保安全有效。

四、補益心神藥

在中醫學中，補益心神的藥物主要用於治療心神不安、失眠、驚悸等症狀。這些藥物通常含有多種成分，旨在補充氣血、安神定志。以下是一些常見的補益心神藥物及其成分和功效：

黨　參：主要有效成分為黨參皂苷、黨參鹼、植物甾醇、揮發油等。具有補中益氣、健脾胃和保護神經系統的功效。用於治療失眠、健忘、煩躁等症狀。

茯　神：主要有效成分為茯苓聚醣、茯苓酸、塊苓酸、麥角甾醇等。具有補脾益心、利水滲濕的作用。用於治療消化不良、暈眩、心悸、失眠等症狀。

遠　志：主要有效成分為遠志皂苷、遠志酮、遠志醇、桂皮酸、甲氧基桂皮酸等。具有寧心安神、鎮靜去痰的作用。常用於治療心神不寧、失眠多夢、心悸怔忡等症狀。

熟地黃：主要有效成分為焦地黃素、焦地黃內酯、

　　　　　焦地黃呋喃等。具有補血滋陰、益精填髓
　　　　　的作用。主要用於治療腰膝痠軟、盜汗遺
　　　　　精、月經不調、心悸怔忡等症狀。

酸棗仁：主要有效成分為酸棗仁皂苷、白樺脂醇、
　　　　　酸棗仁鹼等。有安神、養心、益氣、健脾
　　　　　胃的效果，適用於治療失眠、多夢、心悸
　　　　　等症狀。

龍眼肉：主要有效成分為葡萄糖、蔗糖、蛋白質等。
　　　　　具有補益心脾、養血安神的作用。常用於
　　　　　治療氣血不足、心悸怔忡、健忘失眠等症
　　　　　狀。

合歡皮：主要有效成分為合歡皂苷、槲皮素、丁香
　　　　　樹脂醇等。具有安神、養心、益氣、祛風
　　　　　濕、舒筋活絡的作用。可改善睡眠、緩解
　　　　　焦慮症狀。

黃　耆：主要有效成分為黃耆多糖、黃酮類、黃耆
　　　　　甲苷等。具有補益心脾、養血安神的作用。
　　　　　適用於心煩神倦、有幫助提升體力、增強
　　　　　免疫力、減少自由基的損害、抗疲勞、抗
　　　　　衰老等功效。

人　參：主要有效成分為人參皂苷、人參多糖、人
　　　　　參帖烯、人參炔醇、欖香烯等。具有補氣、
　　　　　強心、生津止渴、安神等作用。能增強免

疫力、抗壓力、抗精神耗損、調節並平衡中樞神經系統等功效。

當　歸：主要有效成分爲當歸多糖、阿魏酸、蒿本內酯等。能促進骨髓造血功能，對心血管系統及自律神經系統有平衡的作用。具有補血、抗氧化、抗神經損傷、提升體力、增強免疫力等功效。

川　芎：主要有效成分爲川芎多糖、川芎生物鹼、阿魏酸、蒿本內酯等。能活血行氣、祛風止痛、對頭痛、風濕痺痛、胸腹痛都有顯著緩解作用。具有鎮痛、抗發炎、抗神經損傷、提升體力、增強免疫力等功效。

　　這些中藥的使用應根據個人的具體症狀和體質，由專業的中醫師進行辨證論治後選擇適當的藥物和劑量。請在專業指導下使用，以確保安全和效果。如果您有進一步的問題或需要個性化的建議，建議諮詢資深的中醫專家。

5-4-2穴位按壓法：中醫催眠穴道療法（Hypnotic Meridian Points）

　　在中醫學中，經絡系統非常繁複，主要包括了十二正經、奇經八脈……等組成部分！經絡被視爲氣血運行

的通道，是連接內臟與身體其他部位的網絡，負責運行氣血和維持身體的基本活動。與陰陽、五行等中醫基礎理論密切相關，並在針灸、推拿、氣功等治療方法中發揮著關鍵作用。在臨床應用中，通過刺激特定的穴位，可以調節經絡氣血，從而達到治療疾病的目的。

看到這裡，您可能會覺得要學習完這些不僅曠日耗時、而且如果沒有遇到名師指點，根本就是一個Mission impossible（不可能的任務）！但您不用擔心，我們在這裡只需要記住並運用少部分與催眠相關的經絡穴道即可，而這些穴道主要的作用就在於安定心神、能幫助改善睡眠、舒緩身心症候群！

以下列舉出「**中醫催眠穴道療法**」（並依施作部位分為**頭部能量功法、及能量周天功法**），並附上穴道位置及簡易按壓說明：

一、頭部能量功法

1.能量啟動式（約90秒）起式
按壓方式：一手扶著後腦（風府穴）、另一手以四
　　　　　指掌指輕按三部約30秒
印堂穴（經外）：位於兩眉頭的中間。
上星穴（督脈）：位於兩眉頭中間向上到額上的頭
　　　　　　　　髮線，再向上一橫指。

百會穴（督脈）：位於頭頂正中線與兩耳尖連線的
　　　　　　　　交點。
風府穴（督脈）：正坐低頭，位於後腦兩塊枕骨中
　　　　　　　　間下方的凹窩中。（90秒）

2.能量修復式（約60秒）
按壓方式：一手一側、五指分別輕輕點按5個穴位（拇
**　　　　指按四白穴，依次往下）**
四白穴（胃經）：眼睛正看前方，本穴位於眼珠正
　　　　　　　　下的眼眶骨再往下三分，有個凹
　　　　　　　　窩（眶下孔）即是。

巨髎穴（胃經）：位於四白穴直下與鼻翼下緣平齊
　　　　　　　　的地方。
地倉穴（胃經）：位於四白穴直下與嘴角平齊的地
　　　　　　　　方（外開約三分）。
大迎穴（胃經）：位於咀嚼肌咬肌之隆下方凹陷處，
　　　　　　　　按壓會有脈搏之搏動感。
頰車穴（胃經）：位於面頰部下頜角前方約一橫指
　　　　　　　　（此穴爲咀嚼肌咬時之隆起處、
　　　　　　　　張開嘴巴時則爲凹陷處）。

3.能量重組式（約60秒）

按壓方式：一手一側、五指分別輕輕點按5個穴位（拇
　　　　　指按眉衝穴，依次往下）

眉衝穴（膀胱）：位於頭部，眉頭之攢竹穴直上入
　　　　　　　　　髮際0.5寸之處。

攢竹穴（膀胱）：本穴位於眉頭邊緣，入眉毛約一
　　　　　　　　　分的地方。

魚腰穴（經外）：位於眉毛中間，直對眼珠正中。

絲竹空（三焦）：位於眉尾梢略入眉毛中。

太陽穴（經外）：位於眉尾梢與外眼角之中點，再
　　　　　　　　　往外約一橫指的地方。

4.能量覺醒式（約60秒）

按壓方式：一手一側、五指分別輕輕點按5個穴位（拇
　　　　　指按風池穴，依次往上）

臨泣穴（膽經）：位於頭部，瞳孔直上入髮際以上
　　　　　　　　　0.5寸之處。

目窗穴（膽經）：位於頭部，瞳孔直上入髮際以上
　　　　　　　　　兩個橫指之處。

正營穴（膽經）：位於頭部，瞳孔直上入髮際以上
　　　　　　　　　3.5寸之處。

承靈穴（膽經）：位於頭部，瞳孔直上入髮際以上
　　　　　　　　　5寸之處（百會穴旁）。

風池穴（膽經）：位於後頸部，兩側耳後乳突下緣
　　　　　　　　　與風府穴中間的凹窩中。

5.能量集中式（約60秒）
按壓方式：一手一側、五指分別輕輕點按5個穴位（拇
　　　　　指按安眠穴，依次往下）
曲鬢穴（膽經）：位於耳前鬢髮後緣直上，與耳尖
　　　　　　　　　相平處。
率骨穴（膽經）：位於耳尖正上方，往上約兩個橫
　　　　　　　　　指之處。
天衝穴（膽經）：位於耳根後緣（耳朵貼於頭部）
　　　　　　　　　之正上方約三個橫指之處。
浮白穴（膽經）：位於耳後乳突上緣之凹窩中。
安眠穴（經外）：位於耳後乳突下緣往後一橫指之
　　　　　　　　　凹窩中。

6.能量灌輸式（約90秒）收式
按壓方式：雙手四指掌各輕扶按著兩側之後頸部、
　　　　　拇指輕貼於天衝穴

二、能量周天功法

1.周天啓動式—起式（約60秒）

頭部：左手按壓頭頂百會穴、右手掌覆被施作者右
　　　手肘部（如下說明）

手部：右掌包住被施作者右邊手肘內側（主要穴位
　　　說明如下）

曲澤穴（心包）：位於手肘彎曲時，肘橫紋外側的
　　　　　　　　凹陷處（接近骨頭邊緣）。

尺澤穴（肺經）：位於肘橫紋中，肱二頭肌腱橈側
　　　　　　　　凹陷處。

少海穴（心經）：位於手肘彎曲時，肘橫內側橫紋
　　　　　　　　尾端的凹陷處。

2.肘腕連結式：右側（約60秒）

手部：左掌包住被施作者右邊手肘內側（主要穴位
　　　說明如下）

曲澤穴（心包）：位於手肘彎曲時，肘橫紋外側的
　　　　　　　　凹陷處（接近骨頭邊緣）。

尺澤穴（肺經）：位於肘橫紋中，肱二頭肌腱橈側
　　　　　　　　凹陷處。

少海穴（心經）：位於手肘彎曲時，肘橫內側橫紋
　　　　　　　　尾端的凹陷處。

手部：右掌包住被施作者右邊手腕內側（主要穴位
　　　說明如下）

列缺穴（肺經）：左右兩手虎口交叉，此穴位於食

指尖觸及到的橈骨莖突旁的凹陷
處。

內關穴（心包）：位於掌後第一橫紋正中直上二橫
指，當兩筋中間。

神門穴（心經）：位於掌後第一橫紋上，小指側腕
橫紋末端。

3.腕踝連結式：（右側）（約60秒）

手部：左掌包住被施作者右邊手腕內側（主要穴位
說明如下）

列缺穴（肺經）：左右兩手虎口交叉，此穴位於食
指尖觸及到的橈骨莖突旁的凹陷
處。

內關穴（心包）：位於掌後第一橫紋正中直上二橫
指，當兩筋中間。

神門穴（心經）：位於掌後第一橫紋上，小指側腕
橫紋末端。

足部：右掌包住被施作者右邊踝上部內側（主要穴
位說明如下）

蠡溝穴（肝經）：位於小腿內側，足內踝上約一掌
寬的脛骨內側凹陷處。

復溜穴（腎經）：位於小腿內側，足內踝上約三指

寬，脛骨到跟腱的中點處。

三陰交（脾經）：位於小腿內側，足內踝上約四指
寬的脛骨內側凹陷處。

4.踝蹠連結式：（右側）（約60秒）
足部：左掌包住被施作者右邊腳踝上部內側（主要
穴位說明如下）

蠡溝穴（肝經）：位於小腿內側，足內踝上約一掌
寬的脛骨內側凹陷處。

復溜穴（腎經）：位於小腿內側，足內踝上約三指
寬，脛骨到跟腱的中點處。

三陰交（脾經）：位於小腿內側，足內踝上約四指
寬的脛骨內側凹陷處。

足部：右手拇指食指中指分別按住被施作者右腳蹠
內三個穴道（穴位說明如下）

太衝穴（肝經）：位於腳背第一、二蹠趾結合部前
之凹陷處。

公孫穴（脾經）：位於足內側第一蹠骨基底的前下
緣。

湧泉穴（腎經）：位於腳底第二、三趾之間，腳掌
前1/3凹陷處。

5.左右連結式：（雙手交叉-右手施作在右側、左手施作在左側）（約60秒）

足部：右手拇指食指中指分別按住被施作者右腳踝內三個穴道（穴位說明如下）

太衝穴（肝經）：位於腳背第一、二蹠趾結合部前之凹陷處。

公孫穴（脾經）：位於足內側第一蹠骨基底的前下緣。

湧泉穴（腎經）：位於腳底第二、三趾之間，腳掌前1/3凹陷處。

足部：左手拇指食指中指分別按住被施作者左腳踝內三個穴道（穴位說明如下）

太衝穴（肝經）：位於腳背第一、二蹠趾結合部前之凹陷處。

公孫穴（脾經）：位於足內側第一蹠骨基底的前下緣。

湧泉穴（腎經）：位於腳底第二、三趾之間，腳掌前1/3凹陷處。

6.蹠踝連結式：（左側）（約60秒）

足部：左手拇指食指中指分別按住被施作者左腳踝內三個穴道（穴位說明如下）

太衝穴（肝經）：位於腳背第一、二蹠趾結合部前
之凹陷處。

公孫穴（脾經）：位於足內側第一蹠骨基底的前下
緣。

湧泉穴（腎經）：位於腳底第二、三趾之間，腳掌
前1/3凹陷處。

足部：右掌包住被施作者左邊腳踝上部內側（主要
穴位說明如下）

蠡溝穴（肝經）：位於小腿內側，足內踝上約一掌
寬的脛骨內側凹陷處。

復溜穴（腎經）：位於小腿內側，足內踝上約三指
寬，脛骨到跟腱的中點處。

三陰交（脾經）：位於小腿內側，足內踝上約四指
寬的脛骨內側凹陷處。

7.踝腕連結式：（左側）（約60秒）

足部：左掌包住被施作者左邊踝上部內側（主要穴
位說明如下）

蠡溝穴（肝經）：位於小腿內側，足內踝上約一掌
寬的脛骨內側凹陷處。

復溜穴（腎經）：位於小腿內側，足內踝上約三指
寬，脛骨到跟腱的中點處。

三陰交（脾經）：位於小腿內側，足內踝上約四指
寬的脛骨內側凹陷處。

手部：右掌包住被施作者左邊手腕內側（主要穴位
說明如下）

列缺穴（肺經）：左右兩手虎口交叉，此穴位於食
指尖觸及到的橈骨莖突旁的凹陷
處。

內關穴（心包）：位於掌後第一橫紋正中直上二橫
指，當兩筋中間。

神門穴（心經）：位於掌後第一橫紋上，小指側腕
橫紋末端。

8. 腕肘連結式：左側（約60秒）

手部：左掌包住被施作者左邊手腕內側（主要穴位
說明如下）

列缺穴（肺經）：左右兩手虎口交叉，此穴位於食
指尖觸及到的橈骨莖突旁的凹陷
處。

內關穴（心包）：位於掌後第一橫紋正中直上二橫
指，當兩筋中間。

神門穴（心經）：位於掌後第一橫紋上，小指側腕
橫紋末端。

手部：右掌包住被施作者左邊手肘內側（主要穴位
　　　說明如下）

曲澤穴（心包）：位於手肘彎曲時，肘橫紋外側的
　　　　　　　　凹陷處（接近骨頭邊緣）。

尺澤穴（肺經）：位於肘橫紋中，肱二頭肌腱橈側
　　　　　　　　凹陷處。

少海穴（心經）：位於手肘彎曲時，肘橫內側橫紋
　　　　　　　　尾端的凹陷處。

9.周天圓滿式—起式（約60秒）

手部：左掌包住被施作者左邊手肘內側（主要穴位
　　　說明如下）

曲澤穴（心包）：位於手肘彎曲時，肘橫紋外側的
　　　　　　　　凹陷處（接近骨頭邊緣）。

尺澤穴（肺經）：位於肘橫紋中，肱二頭肌腱橈側
　　　　　　　　凹陷處。

少海穴（心經）：位於手肘彎曲時，肘橫內側橫紋
　　　　　　　　尾端的凹陷處。

頭部：右手按壓頭頂百會穴、左手掌覆被施作者左
　　　手肘部

　　這些催眠專用穴道是屬於一種能量療法，它涉及輕輕觸碰68個特定點（有些穴道左右都有），而這68個點又被簡單區分為15個操作步驟，分別能藉由陰陽平衡、導引正面及健康的氣血、釋放負面及不順暢的能量，以減少壓力和焦慮，從而達到催眠和改善睡眠的效果，並促進身心健康。

　　大白話11：中醫催眠穴道療法共68個穴點、14個操作步驟

目前臨床操作發現中醫催眠穴道療法功效包括：
1.釋放壓力：幫助減輕長期積累的心理和情緒壓力。
2.提升精力和創造力：通過釋放負面能量，增強正面能量，從而提高個人的活力和創造性。
3.促進放鬆和平靜：接受療程的人常常報告感到更加放鬆和心靈平靜。
4.改善睡眠品質：通過釋放心理壓力，有助於改善睡眠。
5.身心靈的平衡及和諧：旨在通過釋放負面思維和情緒，來達到整體的平衡及和諧。

　　順帶一提，中醫催眠穴位療法是一種輔助療法，自學過後可以助人助己，但治療效果跟速度可能因人而異，

建議諮詢有受過相關專業訓練的中醫能量治療師或是催眠穴道調理師再來施行。

5-4-3華陀氣功療法：紓解身心症候群的招式（源於華陀五禽戲）

華佗（西元142年－208年），是東漢末年著名的醫師和方士，與扁鵲、張仲景及李時珍並稱為四大名醫，在古代醫學史上享有崇高的地位。

華佗的醫術涵蓋了內科、外科、婦科、兒科和針灸等多個領域。他以用藥精簡著稱，在針灸方面，他也常常只針刺一兩處，就往往能夠讓病情得到緩解。

他同時創造了「麻沸散」，被認為是醫史上第一位使用麻醉藥進行外科手術的醫師。此外，他還將手術刀組在使用前用火消毒，並在不用時浸泡在酒水裡，這些做法在當時都是創新的醫療技術。

「五禽戲」是在華佗熟知中醫的陰陽五行理論、臟象、經絡以及氣血運行的規律之後，再觀察了禽獸的活動姿態後，創編的一套透過模仿虎、鹿、熊、猿、鳥等五種動物形象和動作的養身健身功法——五禽戲，這套功法最大的目的在於能調養陰陽、氣血、補益臟腑、通經活絡。

現代醫學研究證明，五禽戲能夠改善心肌供氧量、提高心肌排血力，促進組織器官的正常發育，對提高肺

與心臟功能都有益處。目前，五禽戲已被列為中國國家級非物質文化遺產，不僅在中國，而且在國際上都有著廣泛的影響。

本書所推廣的「華陀氣功療法」，是源於華陀五禽戲，但是針對五禽戲的臨床運用方法卻和傳統的有所不同，因為本書所設計出來的招式，是特別針對調理身心症候群所使用的，招式簡單、不會受到時間、空間、性別、或年齡各方面的限制，以方便深受身心症候群所苦的現代社會大眾來學習。

「華陀氣功療法」的解說

複習大白話2：陰陽是比較出來的相對論！

本書於章節5-1已經提過：陰陽的概念其實就是在描述大自然（包含人體）的所有現象！如「日與夜」（日為陽、夜為陰）、如「熱與冷」（熱為陽、冷為陰）、如「亮與暗」（亮為陽、暗為陰）……等。

複習大白話3：中醫著重在調理陰陽平衡（翹翹板原理）

陰陽衍生到人體身上，如「右與左」（右為陽、左

爲陰）、如「上與下」（上爲陽、下爲陰）、如「外與內」（外爲陽、內爲陰）、如「伸肌與縮肌」（伸肌爲陽、縮肌爲陰）、如「動脈與靜脈」（動脈爲陽、靜脈爲陰）、如「交感神經與副交感神經」（交感神經爲陽、副交感神經爲陰）……而在經過現代科學的驗證之後，我不得不說一句良心話：古人靠著觀察大自然所累積並衍生出來的偉大智慧結晶，眞的是令人衷心折服！

複習大白話8：「身心症候群」是情緒引起的自律神經失調
複習大白話5：交感神經爲陽、副交感神經爲陰

「華陀氣功療法」本書針對五禽戲的招式設計和運用方法與傳統的有所不同，雖仍有沿用模仿大自然動物的某些姿勢動作，但主要的核心設計原理在於平衡「右與左」、「上與下」、「外與內」、「伸肌與縮肌」、「交感神經與副交感神經」，並針對現代人文明病特別強化了某些招式，除了能提供給一般人健體強身之外，更能透過這些特定招式來達到預防疾病或身心症候群的產生、甚至有效改善已經發生之症狀。

招式一：虎式（肝）

五禽戲中的虎式招式是模仿老虎的威猛動作（表情）、虎爪的伸縮有力來鍛鍊身體，因此要有「動如雷霆無阻擋、靜如泰山不可搖」的氣勢。

1.虎爪：
→自然站式，兩手自然放鬆垂放兩側，兩腳分開略
　與肩同寬
→五指張開並彎屈成爪
→用力收爪成拳
→緊握拳慢慢由兩側提往胸前
→再慢慢提往頭頂至手臂完全向上伸直
→轉拳成爪
2.虎撲：
→彎腰屈膝，雙爪迅速向前撲出並朝下虛按（就像
　在捕抓獵物時的動作一樣）
→握拳，慢慢將雙拳由前往下如划槳般收回膝蓋旁
→腰部慢慢往前挺，雙拳慢慢從膝蓋提往腰後側
→雙拳順勢繼續往上自腋下轉出，並轉拳為爪
→再慢慢提往頭頂至手臂完全向上伸直
→轉爪為拳
→再慢慢自頭頂往下收回至大腿兩側
→雙手放鬆

1、2為連貫式，每趟三回為一循環。

　　肝主筋、主運動、其華在爪、開竅於目，所以虎式在氣功招式的設計中對調理肝臟以及舒緩情緒是有幫助的。

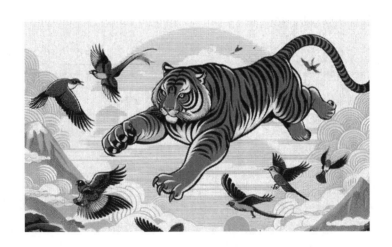

招式二：猿式（心）

五禽戲中的猿式招式是模仿猿猴的動作，特別是手臂和肩膀的部分來鍛鍊身體。練習猿式的時候，應該想像自己具有猿猴般的輕盈和敏捷，而這些招式，可以增強手臂力量和改善肩膀靈活性，提升心肺功能。

1.猿提：
→自然站式，兩手自然放鬆垂放兩側，兩腳分開略
　與肩同寬
→雙手掌向內彎模仿猿猴提起東西，從下向上提
→雙手慢慢於胸前以掌背相觸會合，屈膝
→將雙手繼續慢慢向上提高到臉前
→縮短脖子，背部往後挺，並將雙肩往前、胸部向
　內緊縮
2.猿望：
→在此緊縮的同時，先將頭慢慢往左盡力轉到底
→頭回正，再將頭慢慢往右轉到底
→屈膝回直，慢慢放鬆脖子及肩膀
→雙手慢慢放鬆並回歸腿側

1、2為連貫式，每趟三回為一循環
心主神明、主血脈、其華在面、開竅於舌，這些動作有助於通暢心經血脈，改善心悸、心慌、失眠多夢等

症狀。長期練習還可以增進整體的身體協調性和靈活性。

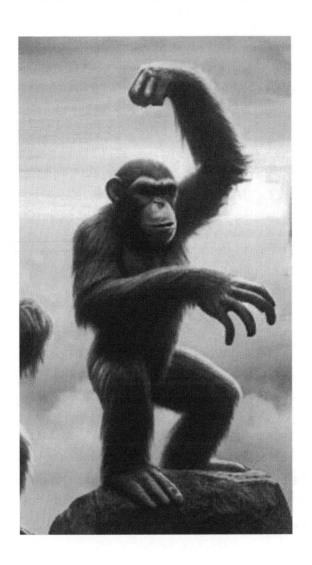

招式三：熊式（脾）

五禽戲中的熊式招式是模仿熊走路時身體左右晃動的動作來鍛煉身體，動作的特點是外靜而內動，不僅可以使頭腦虛靜，還可以調和氣血，且有增強消化系統功能、健脾益胃之功效。

1.熊運：
→自然站式，兩手自然放鬆垂放兩側，兩腳分開略與肩同寬
→雙手握空拳成熊掌
→腰腹為軸進行順時針和逆時針的轉動（左右各10次）
2.熊晃：
→身體左右晃動，提髖行走
→模仿熊的緩慢走路和晃動（可以繞圈方式走10步）

熊式藉由活動腰部關節和肌肉這樣的招式，不僅可以增強身體的力量、柔韌性、和提高身體平衡能力、防治腰肌勞損及軟組織損傷，還能夠促進內臟功能、強化脾胃消化系統，改善消化不良、食慾不振、腹脹腹瀉等症狀。進一步調更能節身體的氣血運行，達到預防疾病和延年益壽的效果。

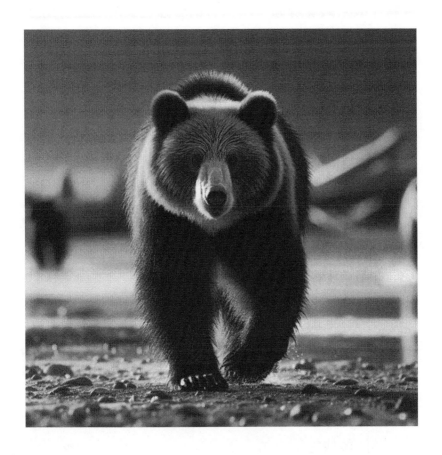

招式四：鶴式（肺）

五禽戲中的鶴式招式是模仿鶴的優雅姿態、及調和身體呼吸來鍛煉身體，不僅有助於強化肌肉，並有助於提高身體的柔韌性和平衡感，促進氣血流通，增強心肺功能，還能夠提高專注力和內在的寧靜感。

1.鶴翔：

→自然站式，兩手自然放鬆垂放兩側，兩腳分開略
　與肩同寬

→身體保持直立，一腳站立模仿鶴的站立姿勢

→兩臂上抬往兩側外開，模仿鶴展翅的動作

→手型如鶴喙，模仿鶴的翅膀，輕輕揮動

→腳放下、手收回

2.鶴首：

→右腿伸直，左腿屈膝，成左弓步

→雙手緩緩上抬並在頭頂交疊、手腕前彎模仿鶴嘴
　型

→下半身重心向後、上半身往前彎曲，讓身體形如
　彎弓

→回復放鬆站立式

3.鶴展：

→抬頭仰望伸展、並抬起下巴

→雙手繞到身後握住使力互拉、雙肩往後拉展

→腰往前挺，讓身體往後彎曲如弓
→回復放鬆站立式

1、2、3為連貫式，每趟三回為一循環

　　肺主氣、主呼吸、主皮毛，其華在毛、開竅於鼻，這些動作有助於手腕部、頭頸部、胸部、腿部的擴展和收縮，可以增強心肺功能，強化全身關節的靈活性，另外，本招式特別強調在下肢的力量和平衡能力，對於預防老化、預防摔倒、以及改善如關節炎、肌無力等疾病也有一定的幫助。

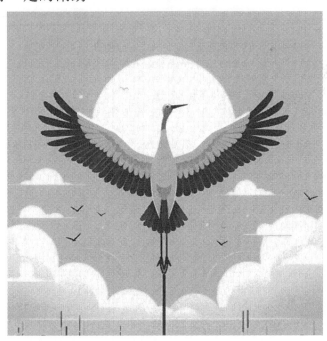

招式五：鹿式（腎）

五禽戲中的鹿式招式是模仿鹿的動作：沉穩中帶著靈巧、強壯中帶著柔韌，這些招式能有效舒展筋骨、強化腰腿。

1.鹿抵：

→自然站式，兩手自然放鬆垂放兩側，兩腳分開略與肩同寬

→雙腿微屈，身體重心移至左腿

→雙手中指無名指內彎與拇指相抵（模仿鹿角）左手高舉過頭頂，右手肘抵靠於右腰側

→身體向右後傾斜彎曲，眼睛看到左腳跟

→回復放鬆站立式

→同樣招式姿勢換邊施作

2.鹿奔：

→左腳向前跨一步，屈膝，右腿伸直成左弓步

→彎腰、弓背、收腹、目視前方

→雙手握空拳向下，屈腕向前伸，高與肩平，與肩同寬

→雙臂內旋，掌背相對，拳變「鹿角」

→回復放鬆站立式

→同樣招式姿勢換邊施作

1、2為連貫式，每趟三回為一循環

腎主發育、主生殖、主骨，其華在法髮、開竅於耳，這些動作有助於增強腰部肌肉力量，防治腰部的脂肪沉積，防治腰椎小關節紊亂等症。

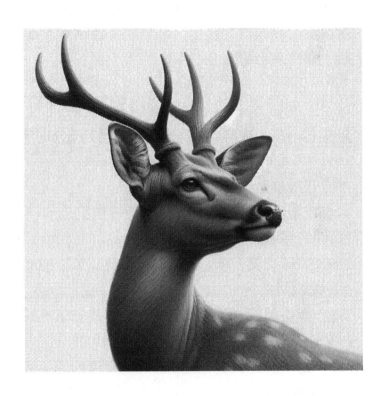

大白話12：「華陀氣功療法」就是在平衡陰陽

總結

「華陀氣功療法」主要的核心設計原理就在於平衡陰陽，不僅有助於身體健康，也對情緒和精神狀態有益，因為它們可以幫助釋放壓力和改善睡眠品質。除了能讓一般人健體強身之外，更能透過這些特定招式來達到預防疾病或身心症候群的產生、甚至能有效改善已經發生之症狀，非常適合尋求身心平衡的人士。

5-5 音樂療法：東方音樂療法 Vs.西方音樂療法

東方音樂療法

本書在第2-4章節曾說明，每種情緒所引起的身心症候群都與特定的臟腑相關聯：

1. 怒：與肝相關，過度的怒氣會導致肝氣上逆，影響肝的疏泄功能。
2. 喜：與心相關，過度的喜悅可能導致心氣不足，影響血液循環。
3. 憂、思：與脾相關，過度的思慮會導致脾氣鬱結，影響消化系統。
4. 悲：與肺相關，過度的悲傷會耗損肺氣，影響呼吸系統。
5. 恐與腎相關，過度的恐懼會導致腎氣下陷，影響

生殖系統。

6.驚與心腎相關，突然的驚嚇會導致心氣紊亂，影響神志。

而中醫在兩千多年前的經典著作《黃帝內經》中就提出了「百病生於氣、止於音」、以及「五音療疾」的說法，在《左傳》中更說過，音樂像藥物一樣有味道，可以使人百病不生，健康長壽。古代貴族宮廷常會配備樂隊歌者，不光是為了娛樂，還有一項作用是用音樂舒神靜性、頤養身心。

在中醫心理學中，音樂可以調理情緒，進而影響身體。生理學上，當音樂振動與人體內的生理振動（心率、心律、呼吸、血壓、脈搏等）相吻合時，就會產生生理共振、共鳴。這就是「五音療疾」的理論基礎。

在中醫的五行學說中，「五音」指的是角、徵、宮、商、羽這五種音調，它們與五行及五臟相對應，並在音色和旋律上各有特色：

- 角對應於木元素和肝臟，其音色洪亮且持久，旋律朝氣蓬勃、興發舒展。
- 徵對應於火元素和心臟，其音色雄壯而明亮，旋律明快愉悅、活力四射。
- 宮對應於土元素和脾臟，其音色漫長而緩慢，旋律清靜幽雅、淳厚莊重。

· 商對應於金元素和肺臟，其音色促緊而清晰，旋律鏗鏘宏偉、高亢有力。

· 羽對應於水元素和腎臟，其音色低沈而細微，旋律深遠透徹、蒼涼哀傷。

　　這些音調不僅在音樂創作中有所體現，也在中醫的診斷和治療中發揮作用，如通過聽診五音的變化來診斷五臟的疾病，或者利用五音療法來調節人體的陰陽平衡。這些音調的特性與五行的特質相通，形成了一種獨特的音樂與醫學相結合的治療方式。

1. 養肝音樂：肝，五行屬木，由古簫、竹笛、木魚等樂器所演奏的音樂為角音音樂（屬木），生機勃發，爽朗悠揚，入肝經，疏肝理氣，調節神經系統。木氣如果過旺，可用商音元素（屬金）來克制，木氣若太弱，則可搭配婉轉悠揚屬於水的羽音來調節（水生木）。

2. 養心音樂：心，五行屬火，由古琴、小提琴、二胡等絲弦音樂所演奏的音樂為徵音音樂（屬火），入心經，層次分明，情緒歡暢，主要調節心血管循環系統。養心氣若要「心平氣和」，平衡火氣，建議搭配屬於水的羽音，水火既濟，則心平氣和。

3.養脾音樂：脾，五行屬土，由笙、葫蘆笙等樂器所演奏的音樂為宮音音樂（屬土），聲音渾厚寬廣，入脾經、胃經，可調節消化系統。溫和養脾胃會推薦徵音和宮音，火生土，促消化吸收。

4.養肺音樂：肺，五行屬金，由鐘，鑼，長號，三角鐵、銅管等樂器所演奏的音樂為商音音樂（屬金），鏗鏘雄偉，清脆悅耳，幫助人們擴充肺腑，吸納更多氧氣，入肺經、大腸經，調節呼吸系統功能。五行屬金入肺的商音，有助於全面清理污穢廢氣。

5.養腎音樂：腎，五行屬水，由鼓，水聲等樂器所演奏的音樂為羽音音樂（屬水），淒切哀怨，行雲流水，主要對泌尿與生殖系統有調節作用。腎氣需要藏精，建議日常用舒緩合宜的五音搭配，實現五行相生，讓能量如涓涓細流，源源不斷輸送腎中。

大白話13：「五行音樂療法」就是讓全身臟腑運作正常

補充1：頌缽療法
頌缽療法是一種古老的音療方式，起源和歷史非常

悠久且豐富。它可以追溯到數千年前的古代文明，最初
是在宗教儀式和精神實踐中被使用，通過敲擊或摩擦特
製的金屬碗（頌缽），來產生神聖的振動頻率和聲音，
從而達到放鬆和治療的效果，促進身心靈的平衡。這種
療法被認為可以改善失眠、紓緩壓力，並幫助人們進入
冥想狀態。

古代文明與頌缽：

- 公元前5000年：考古證據表明，古代美索不達米
  亞的蘇美爾人使用了最早形式的頌缽。
- 公元前2000年：古埃及人使用頌缽進行宗教儀式
  和醫藥治療。
- 公元前1000年：頌缽在印度次大陸廣為流傳，成
  為傳統阿育吠陀醫學的一部分。

文化淵源：

- 西藏：西藏僧侶在宗教儀式中廣泛使用頌缽，作
  為淨化、祈福和療癒的工具。
- 日本：頌缽在日本被稱為「りん」（rin），用於
  冥想、茶道和能量療癒。
- 在佛教中，頌缽被認為具有神聖的力量，可以淨
  化心靈和消除負面能量。
- 在印度教中，頌缽與脈輪系統和靈氣療法有關，

被用於平衡能量並促進健康。

隨著時間的推移，頌缽逐漸演變成一種療法，在進行頌缽療法時，治療師會讓個案躺在地板上或坐在椅子上，然後在身體周圍或特定部位放置頌缽。治療師會用槌子輕敲或用磨棒摩擦頌缽，產生不同的聲音和振動頻率，以達到治療的目的。

頌缽療法常被應用於減壓、放鬆、疼痛管理和整體健康，療效包括促進身心放鬆、改善睡眠質量、降低血壓和心率，以及提高專注力和自我覺察力。此外，頌缽的聲音振動能夠傳播到身體的每個細胞，產生一種深層的放鬆感。它還可以幫助清除負面能量、平靜思緒，並促進身心靈的和諧。在現代身心靈療法中扮演著相當重要的角色。

值得注意的是，頌缽療法並不適合所有人。例如，懷孕的婦女、有金屬植入物的人、或有特定健康狀況的人，在進行頌缽療法前應該諮詢專業人士的意見，並尋求經驗豐富的頌缽治療師進行指導，以確保安全和療效。

西方音樂療法

西方早期所謂的音樂療法（Music therapy）是一種利用音樂節奏、旋律、和聲、和歌詞等音樂元素，對生理疾病或心理疾病的患者進行治療的一種方法。透過聆

聽、歌唱、彈奏、敲擊、律動、即興創作等音樂經驗，讓治療師與病患間建立的互動關係，來幫助病患改善肢體、表達溝通、認知理解、社會行為、以及情緒表達等方面問題的健康專業。

而近代根據美國音樂治療協會（American Music Therapy Association）的定義，音樂治療是由有音樂證照的音樂治療師以音樂作為工具，針對在身心方面「有需要」進行治療的個案，針對其「需要治療」的部分，進行「有計畫」，「有目的」的療程。

音樂治療師是訓練有素的專業人士，對音樂及其治療應用有著深刻的理解，他們採用一系列技術讓客戶參與有意義且能滿足每個人獨特需求的音樂體驗，將音樂整合到治療干預中。相關研究證實音樂治療能被有效的運用在不同醫療保健及教育環境。其中包括促進身心靈的完善、壓力管理、減緩疼痛、表達內心感受、增強記憶力、溝通能力和促進肢體復健。可以幫助的對象包含有自閉症、亞斯伯格症、腦性麻痺、專注力不足／過度活躍症、唐氏綜合症、發展遲緩、情緒控管、身心重建、安寧醫療、減緩疼痛，舒壓等。

音樂療法目前在世界各地產生了許多不同學派，如心理動力學派、生物學派、人本主義學派、行為學派和完形學派等，一些常被運用的療法簡列如下：

- 諾道夫羅賓斯音樂治療法（Nordoff-Robbins Music therapy）
- 心理動力取向音樂療法（Psychodynamic ally Oriented Music therapy）
- 臨床奧爾夫音樂治療（Clinical Orff Schulwerk）
- 柯達依概念的臨床應用（Clinical Applications of Kodaly Concept）
- 達爾克羅茲節奏教學的臨床應用（Clinical Applications of Dalcroz Eurhythmics）
- 引導意象與音樂治療法（Guided Imagery and Music therapy）
- 音樂治療和溝通分析（Music therapy and Transactional Analysis）
- 應用行為矯正的音樂治療法（Applications of Behavior Modification Principle to Music therapy Treatment）
- 腦神經音樂治療（Neurologic Music Therapy）

至於有關於西方音樂療法的其他細節，將另闢專書說明，本書不再贅述。

補充2：催眠時所使用的背景引導音樂，注意要使用專門設計來引導腦波進入潛意識的音樂，千萬不要隨意

選用流行音樂唷！

5-6 催眠療法的導入及運用

催眠是一種透過引導進入潛意識狀態的方法，可以藉由達到深層的放鬆狀態，幫助人們更深入地了解自己、處理過去的創傷、有效地治療各種情緒困擾或心理因素引起的疾病，如失眠、睡眠障礙、焦慮、抑鬱、強迫症、厭食症、暴食症等，也可以協助改善人生中的關係問題或自我價值感的問題、增強正面情緒、改善睡眠品質等。

以下是導入催眠治療身心症候群的方法和建議：
1.找到專業的催眠師：選擇一位合適的催眠師非常重要，他們會根據個人的需要運用不同的催眠技術。
2.確認合作的目標：與催眠師設定清晰的治療目標，無論是具體的行為改變還是抽象的自我理解。
3.設計催眠引導的內容及話術：依照確定的治療目標，設計個人化的催眠情境及引導的話術。
4.提高被催眠的機率：信任催眠師並願意運用想像力，可以提高進入催眠狀態的成功率。

　　催眠療癒的效果包括降低緊張、焦慮、恐懼、恐慌與衝動，幫助個案建立自信心，開發潛在意識、提升創造力等。它通常與其他心理治療方法配合使用，以幫助改變某些行為，管理慢性疼痛，探索問題的根源，以及應對各種心理健康問題。（**將於第5-7、5-8章節說明所使用的整合療法及技巧**）

　　再次補充：催眠有專門設計來讓腦波容易進入潛意識的引導音樂唷！

5-6 芳香療法的導入及運用

　　本書在5-4-1談到以中藥調理身心症候群時，就曾經補充過芳香療法中部分精油的資料，以下是芳香療法的起源、歷程、功效及運用的追加補充資料：

　　芳香療法，或簡稱為芳療，是一種利用植物芳香精油進行身心治療的方法。芳香療法可以追溯到古埃及時期，當時的人們就已經開始懂得使用芳香植物和精油來進行宗教儀式和醫療活動。

　　古希臘和羅馬時期，希臘醫學之父希波克拉底記錄了300多種藥草的使用方法。而阿拉伯醫學家阿維森納發

明了蒸餾精油的技術之後，更將部分芳香藥草進一步提
升到了提煉成精油的品質和應用。到了近代，法國化學
家 蓋 特 佛 塞 （ Gattefosse ） 在 1928 年 首 次 使 用
「Aromatherapie」這個詞，並確立了精油在芳療中的科
學基礎。

　　根據研究，揮發性精油是從植物中提取的芳香有機
化合物，因爲它們的沸點較低，在常溫下就能蒸發，所
以被稱爲「揮發性」精油，而這些有機化合物通常具有
強烈的自然香氣，所以也稱爲「芳香」精油，而之所以
被稱爲「精油，則是因爲其不溶於水、在蒸餾提煉時會
與水分層的關係。

　　在提取精油時，通常會使用蒸餾法，這是一種利用
水蒸氣將揮發性化合物從植物材料中分離出來的方法。
蒸餾過程中，植物材料被加熱，使得含有香氣的化合物
轉化爲蒸汽，然後通過冷凝過程收集成液態精油。這個
過程需要精確的溫度控制，以確保精油的純度和香氣。

　　揮發性精油所含成分非常複雜而且多元，人體吸收
途徑主要有以下幾種：

　　・氣態吸收：精油的芳香分子會透過鼻腔內的嗅覺
　　　受器，進入腦部神經系統，除了眞實的香味感受
　　　之外，這些芳香分子會使大腦分泌不同的荷爾蒙，
　　　影響意識、情緒及記憶。而吸進到肺部的芳香分
　　　子，則經由肺部循環進入血液循環。

．液態吸收：當精油以按摩油的形式應用時，芳香分子會通過皮膚的角質層間脂質間隙通道進入血液循環，運送到身體各組織器官。

．口服吸收：精油也可以通過口服進入人體，但這通常需要專業的醫療指導。

複習大白話10：「揮發性精油」有調節與平衡自律神經的作用

這些途徑使得精油的芳香分子能夠有效地進入人體，發揮其療效。根據研究，揮發性精油的香氣可以通過嗅覺系統影響大腦的情緒中心，從而產生幫助平衡交感神經和副交感神經活動的作用。例如，當人體處於壓力狀態時，交感神經活躍，而某些精油如薰衣草可能通過促進副交感神經的活動，幫助身體進入更放鬆的狀態。這種放鬆效果有助於減輕焦慮、改善睡眠品質，並可能對心率變異性（HRV）有正面影響，而心率變異性是衡量自律神經活性的一個重要指標。

對於平滑肌而言，某些精油成分可以幫助放鬆肌肉，減少緊張和痙攣。例如薰衣草精油中的芳樟醇和乙酸芳樟酯被認為具有放鬆平滑肌的作用。對於骨骼肌，揮發性精油如薰衣草和羅馬洋甘菊等，可能通過其鎮靜和肌肉鬆弛的特性，幫助減輕肌肉疼痛和緊張。

總的來說，揮發性精油透過其化學成分的多重作用，能夠對自律神經系統產生積極的影響，從而在身心健康方面發揮其療效。而芳香療法結合了自然的力量和人類對美好生活的追求，儼然成為了最流行的整體健康療法之一。然而，需要注意的是，精油的使用應該在專業指導下進行，以確保安全和效果。此外，精油的效果可能因個人體質和使用方法的不同而有所差異。請謹慎使用，並在必要時尋求專業建議。

5-7 不同身心症候群的建議及範例

本書在第5-2章節曾經提過：「身心症候群」是一個廣泛用來描述因心理因素和情緒狀態影響自律神經系統，進而影響身體健康所出現的一些症狀。

在精神科研究領域中，異常心理或病態心理常指的是那些偏離正常心理運作狀態，這些狀態可能會對個人的日常生活、人際關係以及身體健康造成負面影響。可以包括多種狀況，如神經症、情緒障礙、人格障礙和精神分裂症等。常見的異常或病理心理狀況包括：

・焦慮症：持續的過度擔憂和恐懼。
・抑鬱症：長期的悲傷和興趣喪失。
・躁鬱症：情緒極端波動，從極度興奮到深度抑鬱。

· 強迫症：涉及無法控制的、不必要或不合理的重複行為或思想。

· 創傷後壓力症候群（PTSD）：在經歷創傷性事件後，個人可能會出現持續的壓力反應，如回憶、夜驚和過度警覺等持續性的心理壓力反應。

· 人格障礙：包括偏執型、邊緣型、反社會型等，這些障礙通常涉及長期的行為模式與社會規範脫離或相差甚遠。

· 飲食障礙：是一種涉及對食物、體重和身體形象的異常態度和行為。類型包括如神經性厭食症（Anorexia Nervosa）、神經性暴食症（Bulimia Nervosa）和暴食症（Binge Eating Disorder）……等。

· 睡眠障礙：指的是持續時間影響個人睡眠品質的一系列狀況。常見的睡眠障礙如失眠症、嗜睡症、睡醒週期失調、睡中異常行為：如夢遊、夢囈、夜驚和磨牙等。

西醫療法（依照診斷病名來治療）

精神科醫生會使用多種方法來診斷這些狀況，包括臨床面談、心理狀態測驗、行為評估等。治療方法包括心理治療、藥物治療或兩者的結合。

常見的精神科用藥類型如：

- 抗精神病藥物：穩定情緒以減少胡思亂想、自傷、攻擊、退縮等行爲，用於治療精神分裂症、幻覺與妄想症等疾病。
- 抗憂鬱藥物：主要作用是調整大腦中的神經傳遞物質，用於治療各種類型的抑鬱症。
- 情緒穩定劑：幫助情緒穩定，常用於治療躁鬱症。
- 抗焦慮藥物／安眠藥／鎮定劑：幫助睡眠、減少焦慮和緊張的情緒，用於治療焦慮症、睡眠障礙等。
- 認知增強劑：用於改善認知功能障礙，如阿茲海默症等疾病的患者。

　　西藥治療通常需要一段時間才能發揮效果，並且可能會有副作用。因此，患者在服用這些藥物時應該嚴格遵循醫師的指示，並定期回診接受心理治療以便醫師監測病情和調整藥物劑量。任何關於藥物治療的疑問或需要更多資訊，請諮詢專業的精神科醫生。

中藥療法（依照症狀類別來治療）
　　中醫針對「身心症候群」，辨證論治是非常重要的原則，依照不同的體質及病證（症狀），會開立不同的治療處方：

- **開竅藥**：開竅藥主要用於治療神志昏迷和意識不清的症狀。常用藥如麝香、蘇合香、安息香、石菖蒲、冰片、牛黃等。

- **鎮靜安神藥**：主要用於治療心神不寧，煩躁易怒，失眠多夢，頭暈目眩，健忘，驚風，癲病等症狀。常用藥如龍骨、牡蠣、遠志、夜交藤、酸棗仁、琥珀、合歡皮、大棗、百合等。

- **疏肝解鬱藥**：主要用於調節情緒、緩解壓力和改善肝氣鬱結所導致的**胸悶、脅痛、經閉、痛經、胸腹脹痛、熱病神昏、癲癇發狂**等症狀。常用藥如柴胡、白芍、當歸、枸杞、鬱金等。

- **補益心神藥**：主要用於治療**煩躁不安、暈眩、健忘、失眠、驚悸**等症狀。常用藥如黨參、茯神、遠志、熟地黃、酸棗仁、龍眼肉、合歡皮、黃耆、人參、當歸、川芎等。

　　中醫治療強調辨證論治，陰陽平衡。相較於西藥來說，中藥雖然更注意全身的調理及較不會產生副作用，但中醫卻缺乏分析自身心理及環境心理異常緣由的機制、也缺乏與患者溝通互動探詢心理病因的過程、更缺乏針對心理病因提供生活中實際行為的解決辦法！平心而論、若是光憑藉著中藥、中醫在精神疾病及身心症候群這方面是略顯不足、居於弱勢。

　　身心症候群的治療曠日耗時，不僅需要患者本身的全力配合（時間與金錢），更需要家人親友的大力支持。然而，受限於醫學界在這方面的臨床研究仍有許多盲點，更受限於法規限制及專業的醫療人力的左支右絀，常常讓患者及家屬成為社會上的弱勢團體，甚至於會影響到社會整體的和諧及健康。

　　因此，若是哪天能整合醫療資源及融合東西方中西醫整體療法，相信對所有的患者、家屬親友、乃至於整體社會來說，絕對是莫大的福音！

5-8「正向互動療法」的推廣（互動性輔助療法）

身心靈療法的大藍海市場

　　以台灣法規為例，我們一般人在面對身心症候群的時候，雖然不能像醫師一樣運用中西藥物或針灸來做治療，也不能如心理師來進行心理諮商治療，但我們卻可以靈活運用本書特別設計的「中醫催眠穴位療法」、「華陀氣功療法」、「五行音樂療法」、「芳香療法」，再加上下一章節要解說運用的「正向互動療法」，規劃出一整套嶄新的中醫催眠整合療法，開創另一個身心靈療法的大藍海市場！

中醫+催眠穴道+氣功+音療+芳療&⋯⋯

<u>「正向互動療法」</u>（互動性輔助療法）

　　本書在第3-5章節有整理出催眠在民俗及宗教文化方面的運用，重點條列如下：

・前世今生：利用進入潛意識來探索個人的前世記憶和經歷的技巧，被認為可以幫助個人去理解可能會影響到當前生活的過去生活經驗，並從中發掘來解決當前生活中問題或挑戰的方法。

・探訪元辰宮：通過受過訓練的專業人士引導，可以幫助人們探索觀察和解讀個人潛意識中的象徵性空間——「元辰宮」。透過觀察元辰宮，可以讓我們以深入自我、探索內在潛能的方式來了解自己的現狀，加速發現問題，清理阻礙的負向能量，轉變心態，減少對現狀的不滿。它結合了心理學和傳統文化的元素，可以通過改變潛意識中的象徵性內容來影響個人的心態和行為模式。

・調整花樹叢：調整花樹叢在道教民俗文化中指的是一種心靈和精神層面的調整。在專業老師的引導下，通過特定的儀式或冥想來調整個人的能量場或生命力。在現代心理學解釋中，「調整花樹叢」是比喻性的表達，意味著通過冥想後的自我反思和放鬆，來改善或優化他們的生活狀態或內

在心理狀態，促進健康成長。

· 請示智慧大師：「請示智慧大師」在心理學領域
中被認爲是一種深層的心靈治療技巧，讓個體進
入深度放鬆的狀態，尋求潛意識中內在智慧或高
我（Higher Self）的指導，並從中獲得洞察力和解
決問題的答案。這種內在的智慧被視爲是可以提
供指導、啓發和治療的源泉，可以幫助人們解決
各種心理和情緒問題，如焦慮、恐慌症、憂鬱症
等。它也可以用於提升自我意識和個人成長。

· 觀落陰：屬於一種民間信仰、被認爲是一種觀靈
術，在法師或神職者通過儀式和咒語的引導下，
暫時魂魄出竅到訪陰曹地府尋找已故親友。有些
學者和專家認爲這只是一種集體催眠或心理上的
民俗療法，透過感受到潛意識中的影像，從而達
到心理治療的效果。

· 陰陽會：指的是類似「觀落陰」、或是「會冤親
債主」。這部分被認爲是一種涉及因果報應和輪
迴的概念，指的是在生生世世中，人與人之間因
爲各種因緣關係。透過進行各種儀式和法會，比
如拜祭、誦經、做善事等來超度冤親債主，讓自
己和家族得到健康平安和解脫。

· 金錢靈氣：一種源自西方的身心靈療法，使用特
定的符號和冥想技巧，幫助人們釋放關於金錢的

負面信念和情緒，並將負面能量轉化爲正面能量，
建立起內在豐盛感的培養和對金錢的健康態度，
從而吸引更多的財富和機會，從而創造出更加豐
盛、滿足和健康的生活。
· 天使靈氣：是一套傳遞充滿溫暖及愛意的高頻天
使能量給接受者的身心靈療法，能夠幫助人們釋
放生活壓力和負面情緒，並支持那些經歷重大創
傷或情緒困擾的人，促進身心靈的健康。

　以上這些民俗及宗教文化方面的運用，在醫療系統
中並沒有受到認可，它更偏向屬於心理學和靈性實踐的
範疇。在進行這些實踐之前，**強烈建議尋找經驗豐富的
專業老師進行專業的訓練及臨床實習**，並請確保您了解
相關的期望效果及潛在風險。同時，也請理解這些做法
可能對每個人的效果都不盡相同。

第五章
科學中醫+催眠的「身心靈調理」

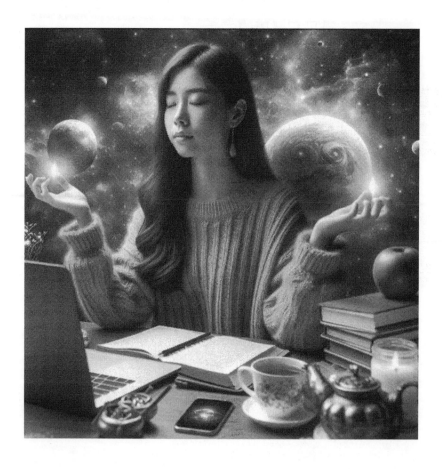

第六章

給身心靈療癒業者的建議及選擇

身心靈療癒業者

通過整合傳統的心理治療方法和各種替代療法，來幫助個體達到身心靈的和諧與健康，在身心症候群領域中扮演著重要的角色！

業者這些療法可能包括靜坐冥想、能量療癒、花精療法、脈輪平衡、昆達里尼喚醒、前世今生、探訪元辰宮、請示智慧大師、觀落陰、金錢靈氣、天使靈氣……等，目的都在釋放各方各面的壓力、恢復內在平衡，並激發自我療癒的能力。

運用的範圍非常廣泛，不僅限於身心症候群，還包括了日常生活中的壓力管理、情緒調節、個人成長和靈性探索等方面。工作方式更是多樣化，包括一對一的諮詢、小組工作坊、公開講座等形式。

與正規心理治療相比，身心靈療癒更加注重個體的整體性和內在力量的發掘。正統心理治療通常由專業的心理醫生或心理治療師進行，著重於心理評估、診斷或藥物治療，並可能包括談話治療、行為治療等方法。而

身心靈療癒則更多地涉及到從個體的生活方式、思維模
式和靈性層面去切入，做更多元性的調整及改善。

　　而與正規中醫醫療相比，中醫一貫強調通過合理適
量的飲食、和健康規律的生活作息以避免產生疾病。但
針對現代文明病「身心症候群」來說，身心靈療癒法擁
有更加注重與患者溝通互動的優勢、能深入探詢心理病
因的過程、並具有分析自身心理及環境心理異常緣由的
機制、能更針對心理病因提供生活中實際心靈層面的解
決辦法！

現況

　　身心靈療法目前並不列入國家正規醫療體系，因此
並無法使用藥物治療！但身心靈療法與精神科醫師、心
理治療師及中醫師之間的關係如果是可以跨學科的互補
合作，從不同角度解決問題，共同為個體提供更全面的
支持和療癒，這將會是全人類多大的福音與福祉呀！

困境

　　因為身心靈療癒往往涉及的是非官方醫療體系的治
療方式，台灣目前的法規規定並不像傳統醫療行業那樣
嚴格，所以並不會受到同等的法律規範，只需遵守政府
商業法規、消費者保護法，也因此容易造成身心靈療癒
從業人員的水準參差不齊，影響療癒的效果及服務的品

質，造成消費者的混淆及信心受到影響。

建議

因此，作者在此強烈鼓勵身心靈療癒從業人員先取得國際認證資格，再將專業中醫療法導入，不僅能豐富療程、強化療效，更能立即提升您的權威與專業度，搶占大藍海市場，將市面上的競爭對手作一個完美的區隔、遠遠地將他們拋在後面。

目前在台灣有些身心靈療癒機構都有推廣療癒師證照，並與國際認證組織合作，以提升並確保治療師之服務品質及公信力。

選擇

這些認證授證機構例如：中華全人成長協會（IHGA）所認證頒發的「心靈能量治療師（Psychic Energy Therapist）」專業證照、啓發心靈顧問公司（CFSC）所認證頒發的「國際催眠治療師（Certified Hypnotherapist）」專業證照、白鈺國際（JIC）所認證頒發的「國際穴位能量治療師（Hypnotic Meridian Points Energy Therapist）」專業證照、「華陀氣功能量師（Certificate of Hua Tuo Qigong）」專業證照等等，欲從事相關身心靈行業的從業人員可以有非常多的選擇。

建議請消費者及身心靈療癒從業人員謹慎評估選

擇，以免造成消費糾紛，或是療癒不成反造成更多的傷
害唷！

補充

宗教信仰可以提供精神上的慰藉和支持，幫助人們
在面對壓力和挑戰時保持積極和希望的態度。例如，冥
想和禱告等宗教活動被認為可以改善健康狀況，並且宗
教團體提供的社交支持也是一個重要因素。

在台灣的研究中，有發現宗教信仰者在心理健康和
主觀幸福感方面比無宗教者高，從事靈修活動如打坐、
念佛、讀經、持咒、禱告的人，憂鬱程度較低。但同時
這些研究結果也顯示，宗教在改善及預防身心症候群方
面的作用是複雜的，並且可能受到文化和個人背景的影
響。

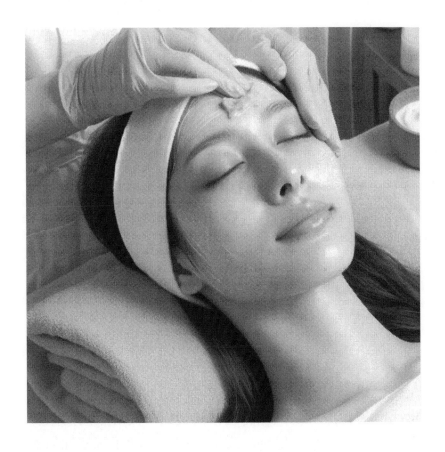

第七章

給芳療、按摩業者的建議及選擇

芳香療法業者

　　或稱為芳療，是一種利用植物精油，影響人的情緒、認知、心理和身體狀態，來達到促進身心健康的一種自然療法。本書在5-6章節也作過說明：芳香療法結合了自然的力量和人類對美好生活的追求，可以改善情緒、減輕壓力和焦慮，並對身體健康有所裨益，儼然成為了最流行的整體健康療法之一。

現況

　　芳香療法的全球市場是在不斷的成長，這個市場的主要驅動力是消費者對自然療法和替代療法的偏好不斷增加，以及對心理健康和壓力管理的興趣日益濃厚。在台灣，芳香療法的訓練認證機構提供不同層級的認證課程，從基礎到臨床級別的專業訓練。包括了解精油的概況及用法，以及精油使用的安全問題、精油化學、生理解剖學等更深入的知識。國際認證單位包括IFPA、NAHA、CFA、TAS、IAAMA、IFA等。這些機構的認證

標準有助於確保芳療師的專業水準和服務質量。

困境

1. **不能宣稱療效！** 根據衛生福利部食品藥物管理署的規定，若精油產品被用於人體外部，如潤澤髮膚、改善體味、或清潔身體，則被視為化妝品，需遵守化妝品衛生管理條例。但若精油產品具有醫療效能，則應符合藥事法的規定。也就是說，市面上販售的精油類商品，若標示或宣稱具有醫療效能但非藥品，可能會違反藥事法，面臨高額罰款。

2. **缺乏創新的芳香療法產品及服務手技！** 芳香療法業者發現，消費者和市場的需求越來越難被滿足。而且……

3. **競爭越來越激烈！** 由於入門門檻低，投入市場的業者及從業人員大幅的增加！而這個現象同樣會導致從業人員的素質參差不齊、發生同業間不斷地削價競爭的威脅。

建議

1. **強化專業！** 芳療業者及其從業人員應不斷強化專業以符合市場及消費者不斷高漲的期望及需求！

2. **導入身心靈療法！** 只要整合原有芳療產品及手技，輕鬆就能拓展服務項目及收入！

<u>選擇</u>

芳香療法本來就已經有豐富的經絡按摩及生理解剖學的專業，若能將專業身心靈療法導入，在原有服務項目上增加身心靈療程，立即就能提升您的權威與專業度，不僅能讓您在競爭激烈的市場中保持增長和成功，更能讓您輕鬆搶占身心靈療癒的這個大藍海市場！

至於這些身心靈療法的認證授證機構，請參閱〈第六章〉，在此就不再重複贅述！

按摩業者

在台灣，按摩業者及其從業人員有相關的法規規定，按摩業者需要具備以下條件：依法領有身心障礙手冊的視覺障礙者、經按摩技術士技能檢定合格、領有主管機關核發的按摩技術士執業許可證。

另外大法官第649號解釋案說明，非視障者也能從事按摩業。

<u>現況</u>

疫情對按摩業造成了重大衝擊，台灣按摩業者目前面臨著多重挑戰，但同時也出現了一些新的發展機會。例如台灣按摩業在後疫情時代進行了一些創新的嘗試，

實施「預約上工」制度和推動「就業證照制」。另外也開始利用大數據和智慧科技來提升服務質量和客戶體驗。

困境

1.政府對按摩行業的監管力度不足，從業人員的專業水平和服務品質參差不齊，進一步提升行業信譽。

2.競爭日益激烈，業者需要具備足夠的競爭優勢和創新能力才能在市場中立足。

3.受到其他新興產業（如身心靈產業）的擠壓及搶占市場。

建議

1.透過數位轉型、策略聯盟、行銷組合，以提升市場競爭力。

2.隨著人們對健康和身心療癒需求的增加，整合新興療程手法。

3.提高從業人員的專業水平和服務質量，進一步提升行業信譽。

選擇

按摩業者原本來就已經有豐富的按摩手技及經驗，

　　只需在原有服務項目上增加身心靈療程，立即就能讓您在競爭激烈的市場中保持增長和成功，為什麼不快來搶占身心靈療癒的這個大藍海市場呢？

　　同樣這些身心靈療法的認證授證機構，請參閱〈第六章〉，在此不再重複贅述！

結論

近年來，由於數位化時代和新冠疫情的影響，人們越來越關注內在的平衡與和諧，對身心靈產業的需求日益增加。身心靈產業不僅關注個人的內在修復，也致力於透過教育和文化活動，提升整體社會的幸福感和正能量。

台灣的身心靈產業目前正處於一個快速發展的階段。預估到2030年，全球身心靈產業的市場規模將達到16兆美元，台灣有機會在這一波趨勢中占有一席之地。

台灣的身心靈產業正在逐步建立起一個完整的產業體系，包括政府核准的組織單位提供培訓與證照，以提升專業水準。而多元的職業群，如心靈能量治療師、國際穴位能量治療師、華陀氣功能量師、塔羅師、森林療癒師、正念師等，這些職業提供了豐富的服務，滿足人們對於身心靈平衡的追求。

命理學家預言，2024開啟了20年的「九紫離火大運」，台灣的身心靈產業正朝著一個更專業、多元化的方向崛起爆發，儼然將成為推動社會整體幸福感的重要力量之一。

快來搶占這個大藍海市場吧！

國家圖書館出版品預行編目資料

打開中醫&催眠的療癒之門：搶占「斜槓人生」第
一排／蔡明昶著. --初版.--臺中市：白象文化事
業有限公司，2024.08
　　面；　公分
ISBN 978-626-364-407-6（平裝）
1.CST: 中醫 2.CST: 催眠療法 3.CST:
中西醫整合
413.2　　　　　　　　　　　113009150

打開中醫&催眠的療癒之門：
搶占「斜槓人生」第一排

作　　者　蔡明昶
插　　畫　Illustrations by Copilot（AI User：蔡明昶）
發 行 人　張輝潭
出版發行　白象文化事業有限公司
　　　　　412台中市大里區科技路1號8樓之2（台中軟體園區）
　　　　　出版專線：（04）2496-5995　　傳眞：（04）2496-9901
　　　　　401台中市東區和平街228巷44號（經銷部）
　　　　　購書專線：（04）2220-8589　　傳眞：（04）2220-8505
出版編印　林榮威、陳逸儒、黃麗穎、水邊、陳婵婷、李婕、林金郎
設計創意　張禮南、何佳諠
經紀企劃　張輝潭、徐錦淳、林尉儒
經銷推廣　李莉吟、莊博亞、劉育姍、林政泓
行銷宣傳　黃姿虹、沈若瑜
營運管理　曾千熏、羅禎琳
印　　刷　百通科技股份有限公司
初版一刷　2024 年 08 月
定　　價　250 元

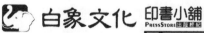

白象文化　印書小舖 PressStore出版標記　出版・經銷・宣傳・設計
www.ElephantWhite.com.tw　f 自費出版的領導者　購書 白象文化生活館